广东省高等教育教学质量工程项目
广东培正学院重点学科建设项目

应用心理学校企合作实训教材

认知行为疗法实训教程

主编 李婧洁 李 珏

郑州大学出版社

图书在版编目(CIP)数据

认知行为疗法实训教程／李婧洁，李珏主编. — 郑州：郑州大学出版社，2023. 2
应用心理学校企合作实训教材
ISBN 978-7-5645-9323-0

Ⅰ. ①认…　Ⅱ. ①李…②李…　Ⅲ. ①认知-行为疗法-教材　Ⅳ. ①R749.055

中国版本图书馆 CIP 数据核字(2022)第 253053 号

认知行为疗法实训教程

RENZHI XINGWEI LIAOFA SHIXUN JIAOCHENG

策划编辑	李龙传　张彦勤	封面设计	苏永生
责任编辑	薛晗	版式设计	苏永生
责任校对	刘莉	责任监制	李瑞卿

出版发行	郑州大学出版社	地　址	郑州市大学路 40 号(450052)
出版人	孙保营	网　址	http://www.zzup.cn
经　销	全国新华书店	发行电话	0371-66966070
印　刷	河南龙华印务有限公司		
开　本	787 mm×1 092 mm　1 / 16		
印　张	10	字　数	233 千字
版　次	2023 年 2 月第 1 版	印　次	2023 年 2 月第 1 次印刷

书　号	ISBN 978-7-5645-9323-0	定　价	39.00 元

作者名单

主　　编　李婧洁　李　珏

副 主 编　何世全　古慧仪　何荣娟

编　　委　李婧洁　广东培正学院

　　　　　李　珏　佛山市行智心理咨询有限公司

　　　　　何世全　广州圆心谱科技发展有限公司

　　　　　古慧仪　广东培正学院

　　　　　何荣娟　广东培正学院

主编单位　广东培正学院

协编单位　广州圆心谱科技发展有限公司

　　　　　佛山市行智心理咨询有限公司

序

    心理学是脱胎于哲学、人文社会科学和生物科学的一门交叉学科,但经过一百多年的发展,心理学受到自然科学研究方法和范式的深刻影响,逐渐淡化了人文学科的性质,几乎成了一门纯粹的自然科学。目前,大多数重点院校的心理学专业,其培养方案及对应的课程体系和课程内容,都充满着自然科学的味道;其重点学科的评价体系也是以发表 SCI 论文的数量及生物心理实验室规模和规格为指标的。当然,这种倾向对于探讨心理活动的生物学机制及生物学变量与心理学变量之间的关系是必要的,严格的实验室训练也是培养心理学研究型人才的重要训练方法和途径。但这种自然科学培养模式的导向使得我国非重点高校尤其是民营高校的应用心理学专业,在培养目标、课程设置和教学过程中产生了困惑。我们在教学实践中发现一些具体问题,一是学生学习微积分、生理解剖学、认知神经科学等内容时都普遍感到吃力;二是由于数学、生理解剖、普通心理学、实验心理学、生物心理学、认知神经科学等专业基础课程和专业核心课程学分占比非常高,直接影响到后期应用性课程的安排;三是绝大多数二本高校难以承担购置和维护生物心理学实验设备如 ERP 甚至 fMRI 等仪器的费用;四是即使购置了实验设备,绝大多数高校无力组建自己的科研团队,也就无法申请到自然科学项目开展其研究。总之,二本高校的应用心理学专业或学科很难适应以生物心理学实验为主要范式的教学和培养模式。如果照搬重点高校的教学模式,其结果是所培养的毕业生无法适应和满足现实社会的需要。

    虽然我国重点高校和研究院所每年都有数量可观的认知神经科学和生物心理学研究论文发表,但这些论文很难转化为应用型的原理与技术;虽然重点高校培养的心理学硕士研究生和博士研究生数量越来越多,但这些人才很少能够走向基层如社区和乡村为广大民众排忧解难。

    因此,民营高校层次的应用心理学专业的教育教学研究,应该思考如何运用各个层面的心理学原理,开发出应用型的心理学原理与技术,解决现实社会中的心理问题,促进人们的心理健康,以满足现实生活中人们对心理学的需要。我校应用心理学专业就是本着这一现实问题,将心理学从生物心理实验室的研究方法和范式中解脱出来,将心理学的教学变成一种理解自己和他人、改变自己和他人、提高自己和他人的社会适应能力及提升幸福感水平的知识教育和行为塑造过程。

在教学内容上,我们修订人才培养方案时,适度增加了后期实训课程的学分比例;在教学方法方面,鼓励教师采用多种教学方法提高学生理解心理学原理的能力,特别强调让学生运用心理学的知识与技能解决自身的问题,学会人际沟通和解决人际冲突,在学习中不断促进自身的成长和成熟。依据这一理论的人才培养模式,我们称之为"应用型心理学家培养模式"。

这一培养模式集中体现在校企合作开发的系列后期实训课程开发:近几年来,我们与广州圆心谱科技发展有限公司合作共同开发了多门课程。对于这些应用型课程,我们要求理论与原理尽可能简洁明了,重点放在操作和实训上,尽可能地让学生动手动脑,增加实操,通过布置作业,促使学生练习。这套系列教材就是我们教学改革的系列成果之一。

我们将这套教材推荐给高校应用心理学的老师和同学们,也推荐给各类心理学培训机构,希望你们在使用该套教材的过程中提出宝贵的意见和建议(931974838@qq.com),以便我们再版时进行及时修订,不断完善和充实,从而真正实现"应用心理学家"的培养目标。

应用心理学校企合作实训教材编委会

王宇中

2023 年 1 月

前言

当今时代,因为时间"紧迫",人们总是企图提高一件事情的效率,对于心理咨询与治疗也抱有同样的期待。因此,认知行为疗法似乎是一种首选,因为它以科学实证、短程高效、结构化和标准化而著称。在心理咨询与治疗各流派中,认知行为疗法被认为是唯一循证的心理咨询治疗方法,所以它的实效性是经过临床实践和科学研究双重保证的。相当一部人称自己是认知行为治疗师,认为认知行为疗法很简单,仅是挑战"认知错误",但随着认知行为疗法的正式开展,这种认识逐渐被接受系统学习和培训的渴望所取代。

全书共分9章,围绕着认知行为疗法的整个实践过程而展开。第一章首先介绍了认知行为疗法的预备知识,包括认知行为疗法简史,认知行为疗法的原则、主要特点等;第二章介绍了认知行为疗法的评估会谈;第三章介绍了认知行为疗法的个案概念化;第四章介绍了认知行为疗法的认知概念化,重点讲解自动思维、核心信念与中间信念;第五章介绍了认知行为疗法的认知干预技术,包括苏格拉底式提问、行为实验,以及信念的评估及干预方法;第六章介绍了认知行为疗法的行为干预技术;第七章介绍了认知行为疗法中治疗关系的建立;第八章介绍了认知行为疗法的治疗过程,尤其是典型的会谈结构;第九章以模拟案例为例,描绘了认知行为疗法工作的全过程。

本书的特点:①结构性强。本书用结构化的方式讲解了复杂的理论,并辅以具体的个案咨询过程示例。首先系统地介绍了个案概念化、认知概念化的理论模型,继而在后续的章节中详细阐述认知干预技术、行为干预技术、会谈结构、治疗联盟,最后以案例来讲解及呈现完整的咨询过程。②实用性强。针对新手咨询师,本书从如何与来访者进行初始访谈、建立治疗同盟到形成对来访者问题及障碍的概念化、治疗目标、干预计划及干预方法,均进行了详细介绍。同时,在介绍认知行为治疗干预的某一环节时,均列举实例,而且具体说明了某项工作是如何进行的,包括列出其工作中做出的概念化图式、可以采用的表格等,可以帮助初学者掌握清晰的案例处理思路。因此,读者按照书中的内容及步骤即可开展咨询。③本土化。相比于其他大量的国外翻译本,本书所采用的案例都

1

是依据国内咨询师一线实际案例综合改编而成,读者会感觉非常亲切,更有利于初学者学习。

本书的编写由高校心理学专业骨干教师和一线心理咨询专家齐心协力完成,由李婧洁、李珏担任主编,两人共同讨论敲定目前的章节结构,李婧洁负责第一章、第二章、第三章、第四章、第五章的编写,李珏负责第八章、第九章的编写,以及对前七章的案例部分的编写及修改润色,古慧仪负责第六章的编写,何荣娟负责第七章的编写,何世全负责提供案例素材。

本书在编写过程中,参阅了大量的国内外有关文献,在此表示感谢!由于我们编写水平有限,编写的疏漏和错误在所难免,诚恳地欢迎同行专家和使用本书的每一位读者提出宝贵的意见,以便今后进一步修订和不断完善。

李婧洁　李　珏
2023 年 1 月

目录

第一章　认知行为疗法概述

认知行为疗法最初是贝克(Beck,1964)在20世纪60年代早期发展出来的一种心理治疗形式。贝克设计了这样一套结构化的、短程的、着眼于现在的针对抑郁症的心理治疗方法,用以解决当前的问题并矫正功能不良的(不正确的或没有帮助的)想法和行为。

贝克的认知模式表明:个体对情境的解释(而不是情境本身),会影响个体随后的情绪、行为和生理反应,这些解释常常以自动思维的形式表现出来。当然,有些事情总是令人困扰,比如被人身攻击或被拒绝。然而,有心理障碍的人常常会误解一些中性甚至是积极的情境,因而他们的自动思维是有偏差的。批判性地检查他们的思维并纠正认知错误,常常会让他们感觉好一些。

> **课堂拓展练习**
>
> 练习目的:体会情绪、认知、行为三者之间的互相关联。
>
> 互动练习:
>
> 1. 两个同学一组,首先确定好扮演的角色:A和B。
>
> 2. 请A听任务:A用2分钟时间企图说服B上午课间休息后就溜走去某地玩。请A在接到这个任务时自我觉察,并写下:①你出现了什么情绪? ②你出现了哪些想法?
>
> 3. 请B听任务:听到A的邀请,你会怎么办? 请B先不用回答,自我觉察并写下:①你出现了什么情绪? ②你出现了哪些想法?
>
> 4. 分享:①如果B可以回答或行动,B会想做什么? ②A/B听到对方分享情绪有什么变化? 想法有什么变化?

第一节　认知行为疗法简史

一、认知行为疗法的起源

现代认知行为疗法主要受两种学派的影响:第一,沃尔普(Wolpe,1958)及其他心理学家在20世纪50年代至60年代开创的行为疗法;第二,贝克开创的认知疗法,这种疗法始于20世纪60年代,而在20世纪70年代随着"认知革命"的进行,才发挥出巨大的影响力。

从 20 世纪初期开始,弗洛伊德的心理动力学范式主宰了心理分析,而行为疗法的形成与发展正是建立在对心理动力学的批判之上。20 世纪 50 年代,弗洛伊德式精神分析被科学心理学所质疑,因为它缺乏实证来支持其理论或验证其效果(Eysenck,1952)。而行为疗法深受理论心理学中的行为主义思潮的影响,这种思潮认为人的思想是内在的而且不能被直接观察的,不易于科学研究。因此,行为学家在可观察的事件中寻找可重复的联系,特别是刺激(环境中的特征或事件)和反应(来自可观察和可测量的人或动物的研究)之间的联系。学习理论,在当时是一种主要的心理学范式,它试图寻找普遍原理来解释有机体如何在刺激—反应间获得新的联系。

在这种理念的指导下,行为疗法避开了推测无意识过程、隐藏动机和未被觉察的思维结构,而是运用学习理论原理去修正不当的行为和情绪反应。比如,行为主义咨询师们不再像弗洛伊德在著名实验"小汉斯"(一个对于骑马有着恐惧反应的小男孩)中那样,试图探求动物恐惧症的无意识根源,而是基于学习理论来构建出治疗程序。他们相信这种理论可以帮助人们学习新的反应方式。行为疗法认为,如果一些人像小汉斯一样学习了马的刺激和恐惧反应之间的联系,那么治疗的任务就是对那种刺激形成一种新的、不恐惧的反应。这种焦虑障碍的治疗方法被称为系统脱敏法,它要求当事人反复想象恐怖刺激,同时练习放松,从而用放松反应取代恐怖反应。随着治疗的进展,真实的暴露(接近真实的马)要逐步代替想象的暴露(例如想象关于马的心理图像)。

行为疗法很快取得成功,特别是在焦虑障碍和强迫障碍方面。这取决于两个原因:首先,为保持其在科学心理学中的立足之地,行为疗法总是采取实验的方法,用减轻焦虑症状的可靠证据来证明其有效性;其次,比起传统的精神分析疗法,6 ~ 12 个疗程的行为疗法更加经济实用。

尽管取得了早期的成功,但纯粹的行为方法所具有的局限性也令人不甚满意。诸如思想、信念、理解、想象等心理过程,是生活中如此明显的组成部分,心理学家们却置之不理,这看起来很荒唐。在 20 世纪 70 年代,这种不满演变为一场众所周知的"认知革命",在这场革命中,认知现象被要求引入到心理学和治疗中去,同时坚持采用实验的方法,而避免无根据的推测。事实上,贝克和其他心理学家在 20 世纪 50 年代就发展了认知疗法,而直到 60 年代早期,他们的思想才逐渐具有影响力。贝克有关抑郁的认知疗法书籍的问世(Beck 等,1979)以及实验研究表明认知疗法对于抑郁症如同"抗抑郁药物"一样是一种很有效的治疗方法(例如,Rush 等,1977),推动了此次认知革命。在随后的几年,行为治疗和认知治疗一起成长,相互影响,最终相互结合。目前,这种结合被大多数人称为认知行为疗法。

二、贝克的认知行为疗法

贝克的早期观点是以在抑郁和焦虑障碍中适应不良性信息加工的作用为中心的。在 20 世纪 60 年代早期发表的一系列论文中,他描述了一种抑郁的认知性概念化,在这个过程中各种症状在 3 个领域中与一种消极思维方式相联系,这 3 个领域是自我、世界和未来(被称为"消极认知性铁三角")。认知行为疗法治疗抑郁症的重要成分包括聚焦于帮助当事人解决问题、激活行为和识别、评价以及应对他们抑郁的想法,尤其是针对自己、世界和未来的负性思维。

在20世纪70年代末,贝克和他在宾夕法尼亚大学的同事一起开始研究焦虑,发现焦虑当事人的负性预期是需要关注的焦点。焦虑的当事人需要更好地评估他们担心情境的风险,考虑他们内部和外部的资源并优化他们的资源。他们还需要减少回避,去面对他们害怕的情境,这样他们才可以从行为上检验他们的负性预期。从那时起,焦虑的认知模型又针对不同的焦虑障碍进行了改善,认知心理学证实了这些模型,效果研究证明了认知行为疗法对焦虑障碍的有效性。

这种疗法后来经过大量研究的证实,并被运用在了相当广泛的大量病症,包括抑郁障碍、焦虑障碍、进食障碍、精神分裂症、双相障碍、慢性疼痛、人格障碍及药物滥用。针对各种各样的精神障碍的认知行为疗法进行的对照研究已经超过了300项(Butler和Beck,2006)。

第二节 认知行为疗法的原则

原则1:认知行为疗法以分析认知、情绪、行为、生理、环境的相互作用系统及个案概念化为基础。

贝克认为,一个特定的心理障碍有其特有的信念(功能不良思维)和行为策略(非适应性行为)。咨询师寻找各种办法来引起认知改变(矫正当事人的想法和信念系统),从而带来情绪和行为上的持久改变。

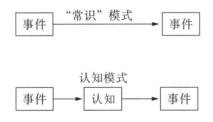

原则2:认知行为疗法需要一个良好的治疗联盟,强调合作与积极参与。

咨询师需要在会谈期间展现所有在治疗环境中必备的基本素质:热情、共情、关心、无条件积极关注和能力。咨询师使用共情的陈述,全神贯注地倾听,精确地总结当事人的想法和感受,以此来显示对当事人的尊重。咨询师指出当事人或大或小的进步,让其对未来保持一个既现实又乐观的期待。每次会谈结束时咨询师都会向当事人寻求反馈,确保当事人理解并对会谈有正向的看法。

原则3:认知行为疗法是一种目标导向、聚焦于问题的治疗。

在第一次会谈的时候咨询师请当事人列举他的问题和设置具体目标,这样咨询师和当事人都能了解他现在致力于解决的问题是什么。

原则4：重点关注此时此地。

对于大部分当事人的治疗需要聚焦于现在以及使他们痛苦的具体情境。无论当事人的诊断是什么，治疗都是从对当下问题的检验开始的。只有在下面两种情况出现时，我们才需要把注意力转向过去：一个是当事人表达出想探索过去的强烈愿望，如果不这么做会危及治疗联盟的时候；另一个是当事人陷入自己的功能不良思维不能自拔，了解他们信念的童年根基会潜在地帮助他们矫正自己固执的观念。（"好，你依然相信自己无能，这并不奇怪。几乎任何和你有类似经历的孩子长大后都会坚信自己是没有能力的，尽管那可能是不正确的或者不完全正确的，你能明白这是为什么吗？"）

原则5：注重心理教育，助人自助，成为自己的咨询师，强调复发预防。

认知行为治疗是有教育作用的，目标在于教当事人成为自己的咨询师，强调复发预防。在第一次会谈中咨询师教导当事人关于他患有的障碍的性质和发展进程、认知行为治疗的过程和认知模型（例如，他的思维是如何影响他的情绪和行为的）。咨询师帮助当事人制订目标、识别和评价信念、计划行为改变，还教会他如何自己做这些事情。每一次会谈中确保当事人记录了治疗笔记（他学到的重要内容），这样当事人才能在随后的数周和治疗结束后都能从他新获得的知识中获益。

原则6：有时间限制、结构化的治疗过程。

认知行为疗法是有时间限制的。很多单纯的抑郁症和焦虑障碍当事人的治疗时间是6~14周。咨询师的目标是使症状减轻、促进障碍缓解、帮助当事人解决其最迫切的问题和教他们防止复发的技巧。

认知行为疗法是一种结构化的治疗。无论是何种诊断或处于哪一治疗阶段，在每次会谈中都遵循一个特定的结构可以使治疗的效率及效果最大化。这个结构包括一个引入部分（进行心境检查、简要回顾上周、共同设定会谈议程）、一个中间部分（复习家庭作业、讨论议程上的问题、布置新的家庭作业、总结）和一个最后部分（引出反馈）。遵循这一模式可以使当事人更好地理解治疗过程，也增加了他们在治疗结束后进行自助治疗的可能性。

第三节 认知行为疗法的主要特点

一、认知行为疗法的特点

（一）合作性

从根本上来说，认知行为疗法是咨询师和当事人之间建立的一个合作性的计划。两者都是积极的参与者，拥有自己领域的专业知识；咨询师具有有效的方法去解决问题的知识，而当事人对其问题的切身体验也有自己的见解。合作的关注点可能与当事人的期待有所不同，因此为了从一开始就达成共识，弄清当事人的期望是非常必要的。在最开

始对治疗进行的介绍中,应该包括对当事人主要角色的说明。例如,咨询师可能会说:

> "在治疗过程中,我们都会起重要的作用。我知道很多关于认知行为疗法的知识,知道特定种类的问题是如何对人们造成困扰的。但是你的问题对你自身有怎样的影响,你会比我更了解其中的细节,这种了解将使我们能够明白并逐步改变你的现状。这项计划必须由我们合作完成。"

说这段话也就向当事人表明不能期望咨询师知道所有问题的答案,在咨询师不清楚的时候,可以随时要求当事人进行说明,给予更多的信息,或者了解他们对情况的看法。

在治疗渐有成效之后,更应该注重协作。鼓励当事人在制定日程、安排作业和提供反馈中逐步起到更加积极的作用。为达此目的,应该慷慨地给当事人以尊重,培养其成为自己的咨询师的意识。我们希望当事人能够离开咨询师,熟练地运用认知行为治疗的技巧,因此要鼓励他们独立地运用技巧并预防复发。

(二)结构化和积极参与

认知行为疗法既是问题聚焦的,也是结构化的,所以咨询师在与当事人进行治疗的过程中需维持会谈的结构性。例如,会谈一开始,要和当事人设置一个明确的日程,然后(在大体上)按照它实施治疗。

认知行为咨询师应积极地与当事人沟通,可能要比在其他治疗中进行得更多——在早期阶段咨询师谈话要占到50%,这对于新手来说可能感到任务繁重。但是,当事人可能有很多问题需要咨询师解答,且需共同努力协商出会谈的进行方式。治疗初期,会谈内容在更大程度上需由咨询师规定,但随着进程的发展当事人的责任也逐渐增加。例如,一开始家庭作业可以由咨询师来制定,但随着治疗的进展,当事人应在随后的治疗中发挥较大的作用。当事人对会谈内容的决定程度部分取决于他的个性、信念和态度。一个独立性强的人在治疗初期可能就能承担责任,而一个依赖性强的人只能慢慢学着承担。

(三)时限性和短暂性

认知行为疗法对当事人和服务对象在一定程度上很有吸引力,因为这种治疗通常相对短暂。通常情况下,"短暂"意味着治疗次数在6～20次。次数不仅受治疗目标的影响,还受问题、当事人及可利用资源的影响。因为资源常常较为缺乏,所以高效治疗很重要,认知行为治疗的结构性和聚焦性也有助于达此目的(表1-1)。

(四)实证性

认知行为治疗很重视运用实证法进行心理治疗。例如:一位早年遭遇突然失去父母的人成年后在生活中经常表现出愤怒的情绪,当前情绪影响了对往事的回忆,形成负面关注倾向。治疗需要这一类的知识作为基础,鼓励当事人在实际生活中检验自己的想法和信念,因此,认知行为治疗借鉴了行为治疗在个案临床治疗中确认治疗效果的做法——现实检验。

表 1-1　治疗时间长短的准则

问题类型	会谈次数
轻度	<6
轻度到中度	6 ~ <12
中度到重度或存在人格障碍的中度问题	12 ~ 20
存在人格障碍的严重问题	>20

（五）问题导向性

当事人的问题可能是情绪烦躁、交际困难、行为无助（例如有重复的习惯）或职业问题（例如频繁失业）。认知行为治疗要澄清和界定当事人的问题，然后着重解决或缓解这些问题，描述问题时要用专业术语，而不能是专业水平的诊断。例如，如果当事人患有抑郁障碍，咨询师要知道实际上这对当事人有怎样的影响，当事人希望在哪些特殊方面的问题上得到帮助，如自我批评的想法、情绪低落、社交退缩、兴趣减少等。

一旦咨询师认准要解决什么问题，就会为每个问题制定目标，这些目标就是治疗的中心。制定目标的过程可以让当事人重视他想要在治疗结束时达到的效果，以及用什么方法脱离现在的状态。

（六）引导发现

在引导发现的过程中，咨询师通常采用一种"苏格拉底式"提问的形式，以帮助当事人弄清自己的思想和信念。据此，咨询师通过精心构建的提问，去帮助当事人理解一些情况的特殊含义，靠他们自己形成多种看待事情的方式，并检验他们自己的新观点是否有效。

（七）行为干预

行为干预是认知行为疗法的一个必要因素，因此很多作业都包括行为任务和实验。它们常被用来检验在治疗过程中产生的新观点，以增强认知，同时也鼓励将其从治疗推广到日常生活中去——真正需要的改变存在于日常生活中。行为干预有很多可能的形式，行为治疗的一些原则已直接被认知行为疗法所采用。

（八）亲历行动

认知行为咨询师为了帮助评估或完成行为实验，往往需要走出治疗室到现实生活中去。这种现实生活中的亲历行动是非常重要的。例如，长期患有强迫症的当事人也许渐渐开始忽略强迫行为的细节，如果咨询师不直接对当事人进行观察，咨询师便有可能低估当事人的问题。同样，检查信念的变化由在治疗室转变成在现实生活环境中也是非常重要的，因此在咨询师陪同下进行亲历行动可能会有益。

（九）总结和反馈

认知行为疗法在治疗过程中会频繁使用总结和反馈，这是保持会谈和日程一致的一种方式。咨询师可能每讨论大约 5 分钟就停下来去总结一下重点，在治疗初期可能会更加频繁。总结应包括当事人描述的情绪、事件或情境对他的意义。这个过程不应该是对当事人所说的话的一种解释。最好尽可能地使用当事人自己的语言,而不是用咨询师自己的语言来代替,因为这可能会大大改变当事人的意思,特别是如果当事人用了一个隐喻或一些特殊的措辞。要求当事人自己口头总结一下讨论的情况同样可行。例如:"你能把你认为我们迄今为止所讨论的重点反馈给我吗? 我只是想确认一下我们的思路是否一致。"

提供总结不仅有助于确保对要点达成共识,也可以启发当事人。在会谈中及会谈结束时总结要点,并要求当事人再次反馈信息这对减少误解特别有用。

▌**课堂拓展练习**▐

练习目的:现实检验。

互动练习:

两个同学一组,首先确定好扮演的角色:A 和 B。

A:我和同学一起去应聘一个很想加入的工作,同学被录取,自己落选了,感觉很挫败,自己很差,不如别人。心情低落,没有勇气再去求职了。

挫败感(情绪)—我很差(核心信念)—因为我不如别人好(中间信念)—没有勇气再去求职了(行为)。

B:邀请 A 回答下列问题。我应聘落选就说明我整个人都很差吗? 有没有其他解释? 请列出我哪些方面不差?

二、认知行为疗法的误区

误解 1:认知行为疗法中治疗关系并不重要。

一些在其他疗法中被看重的咨询师品质在认知行为疗法中同样重要,热情、共情和无条件关注,这些被认为是认知行为疗法的典型特征(Wright 和 Davis,1994)。与此相对的错误观点是认为认知行为疗法是客观的,因而并不关注治疗关系。一般说来,如果想要当事人很乐意地透露个人的重要信息、完成可怕又困难的新行为、感到有安全感,那么必须让当事人可以信任咨询师。因此,尽管认知行为疗法本身没有充分考虑治疗关系,但这却被认为是进行有效治疗的必要基础。咨询师要随时注意治疗关系出现的问题,并努力了解由此给当事人带来的会造成困难的信念。

误解 2:认知行为疗法是机械的———它只是运用 X 方法去解决 Y 问题。

认知行为疗法基于一种情绪、行为和认知相联系的清晰模式,这种模式为有效的治疗策略奠定了稳固的基础。在临床上,对于当事人存在的很多问题往往都有特定的模式。对待当事人的具体问题可能也有一个完全详细的治疗方案。尽管程式的建立会以当事人问题的模式为基础,但是治疗绝不会以技术为主导(比如"我认为他需要一些焦虑管理培训"),治疗须建立在如何将模式运用于对当事人的思考之上:维持他问题的心理过程是什么,情感、思维、行为和生理特征之间的关系是怎样的,这些才是重要的。

误解3:认知行为疗法就是积极思考。

有时有看法认为,认知行为疗法不关心当事人的境遇和人际关系的情况,只注重让当事人看待问题时采取积极的态度,但事实并不是这样的;认知行为疗法旨在帮助当事人客观地评价他们的想法,而不是为了说明他们总是错了或者情况总是好的。通常情况下,当人们出现问题时他们的想法是比较消极的,但有时这种想法是正确的——你的当事人可能认为他的搭档对他不感兴趣,而他的搭档的确对他不感兴趣。此时应考虑人际关系和社会经济状况的实际情况,而不能主观臆断当事人的想法是扭曲的。

误解4:认知行为疗法不涉及过去。

认知行为疗法中大部分时间都用于关注"此时此地",因为大多数治疗关注的都是解决目前的问题和维持问题的事件。但这并非说明认知行为疗法在必要时不处理一些过去的事件,也并非不考虑过去的经历对解释问题发展的重要性。以"此时此地"原则为重点的主要原因是,过去导致问题发生的因素往往不同于当前维持问题的因素,因此,与过去情形相比,它更关注目前的情形。

误解5:认知行为疗法只解决表面现象而不解决问题的根源,因此替代性症状就可能迸发。

过去我们常常担心仅"消除症状"将会导致潜在问题以其他形式呈现。然而,大量研究表明,经过认知行为疗法的当事人不仅可能避免问题复发,而且不会导致其他的问题。

在认知行为疗法中学习到的策略往往很容易推广到其他问题的解决中。此外,认知行为疗法中解决当事人问题的方法旨在说明维持这些问题的心理过程,并干预影响这些过程的方式。因此这样做就解决了基本的维持模式。

误解6:认知行为疗法是对抗性的。

人们有时认为,认知行为疗法的咨询师会告诉当事人他的想法哪里错了,他该如何去想。例如,"认知疗法就是当事人和咨询师进行辩论,它只适合坚强的当事人"。事实上,只有劣质的认知行为疗法才会看起来像辩论。咨询师应该与当事人开诚布公地交流,以便能够感同身受,去体会当事人所经历的问题,并帮助当事人质疑他自己的信念,有充分的心理学理论证明当事人应该通过质疑形成新的观点。

误解7:认知行为疗法适于解决简单问题,要解决复杂的问题需另寻其他方法。

认知行为疗法是一个广泛而灵活的治疗方法,娴熟的咨询师可以把它应用于许多心理问题,只要当事人能够至少最低限度地投入治疗过程中。

误解8:认知行为疗法感兴趣的是思维而不是情感。

认知行为疗法感兴趣的是帮助人们改变思维,但通常这只是达到目的的手段,而不是目的本身。大多数当事人希望改变情绪、情感或行为,而并非不恰当的思维。改变认知是帮助人们达成改变其他系统的桥梁,而如果治疗只是针对抽象思维的纯理智讨论,治疗就很难富有成效。如果当事人在治疗过程中没有情感体验,他要实现在情感或行为上的转变就不太可能。

误解9:认知行为疗法仅针对有心理学头脑的当事人。

通常情况下,认知行为疗法需要当事人能够识别和讨论思维和情感,并区分它们。如果当事人在这方面的表现有困难,那么咨询师可以尝试增强当事人的这种能力,也可以用几次会谈教导当事人,看当事人是否能接受这种方法。

误解 10:认知行为疗法能快速学会并易于实践。

认知行为疗法有一些有效的策略相对来说比较容易学习和应用,然而,创造性地、灵活地使用这些方法和使用其他疗法同样困难,你必须接受定期的督导,并要让自己紧跟认知行为疗法的发展步伐。

误解 11:认知行为疗法对无意识不感兴趣。

认知行为疗法不使用弗洛伊德的精神分析学中无意识的概念,但它承认认知过程并不总在意识层面发生。在许多情况下,咨询师和当事人最初可能试图澄清某些超越意识范围的情况。但通常不把它理解为受压抑的想法,而是理解为前意识水平,它超越了意识,但却可以反作用于意识。很多当事人需要通过训练来增强他们对于负性自动思维和假设等的意识。苏格拉底式询问常用来帮助当事人识别这种认知,随后确定它们的意义。然而,咨询师不提供自己的解释,总的来说,当事人可以被认为是自己的"行家"。

误解 12:认知行为疗法要求高智商。

认知行为疗法与其他任何疗法相比并不需要更高的智商,而事实上,它适用于学习困难的人们及青少年。

第二章　评估会谈

在评估和治疗之间建立清晰的边界是心理健康专业人员的伦理义务。在没有向当事人告知要进行的治疗计划并获得他们的同意之前就开始治疗是违反伦理的。若咨询师要做以个案概念化为驱动的治疗，那获得充分的知情同意是非常重要的，因为咨询师要经常改变和联合循证治疗或借助基础理论来进行概念化和制订治疗计划，以此来解决那些尚缺乏循证治疗的问题和障碍。

开始治疗但又没告诉当事人为了得到一个成功的结果需要准备什么，这种做法可能是危险的，很像开始徒步到沙漠而不带水一样。咨询师作为探险队的领队，有必要保证当事人做好充分的准备。许多认知行为治疗都是有压力而且要求很高的，这更强调充分告知的重要性，咨询师要花时间让当事人做好准备并获得他们对下一步治疗的同意。

莱恩汉(1993)在治疗边缘性人格障碍的辩证行为治疗中采用了预备性会谈阶段。她在这个阶段提出提供治疗的前提条件，就是要求当事人同意以停止自杀和自伤的行为为目标。咨询师如果忽略了这一步，那可能会发现自己不停地在努力阻止当事人自杀，而当事人并没有同意把停止自杀作为治疗目标。

评估性会谈是有用的。当事人第一次来咨询的时候，他们通常是非常痛苦和渴望获得一些帮助的。操作条件反射理论的原则告诉我们，在这个时候当事人更有可能愿意签署一个进取的治疗计划，而在稍有好转后，他们的意愿就会降低了。咨询师可以利用这一点，要求当事人必须同意完成一个综合治疗才能开始治疗。情绪理论告诉我们，当事人的痛苦可能会引发咨询师的反移情，诱导他在对当事人进行全面评估或针对需要的治疗获取知情同意之前就开始进行干预。在正式开始治疗之前，增加一个明确的评估性会谈将帮助咨询师避免这个陷阱。

第一节　评估目标与评估会谈

一、评估目标

认知行为治疗的核心理念是识别有问题的思维和应对方式，构建可行的替代方法。因此，在认知行为治疗的开始和咨询的过程中，咨询师都要仔细全面地评估当事人的问题和认知，这样咨询师才可以精确地理解个案，针对当事人进行概念化，并以个案概念化为依据制定咨询方案。

在一个评估过程中有两个目标是必须要达到的：①做出诊断，以此描述当事人的症状；②用认知行为术语对当事人的症状给出一个初步的解释，即形成个案概念化，这一解释之后会用来制订咨询计划。当事人常常是带着模糊的问题踏进我们的咨询室——他们感到"低落"、担心或压力过大，存在他们或别人认为有问题的行为。在这样的情况下，我们的工作就是逐步了解问题的由来及导致问题持续存在的可能解释。明白当事人问题持续存在的原因，可以让我们设计一种针对改变维持因素的咨询计划。

除了以上目标之外，评估还可以帮助我们：①决定你是否是合适的咨询师；②决定你是否能提供合适的治疗"剂量"（例如，假如你仅能提供每周一次的治疗而当事人要求的是每天治疗）；③决定是否需要辅助其他治疗（如药物治疗）；④开始建立与当事人的治疗联盟（如果与家庭成员相关，还包括建立与家庭成员的治疗联盟）；⑤开始让当事人了解并进入治疗的结构和进程中；⑥识别重要的问题并设定总体目标。

二、评估会谈

（一）开始评估会谈

在当事人到达咨询室之前，回顾他们带来的所有记录和完成的各种表格。通常来说，开始时单独会见当事人会更好。然后咨询师可以与当事人讨论其家人是否应该参与会谈。通常而言，在这次会谈快结束之时，让其家人进入是有好处的。因为咨询师会表达咨询师的初诊印象，这包括暂时的诊断及回顾总体治疗目标。咨询师可以询问其家人对于当事人问题的看法，同时也可以让其家人了解他们能做哪些对当事人更有帮助的事情。

（二）制订会谈的议程并且传达对会谈合适的期待

咨询师要让当事人知道从首次会谈中可以获得什么。如咨询师可以向当事人说明："这是我们的评估会谈，不是治疗会谈，因此我们今天不必致力于解决问题。下次我们再开始做那件事。今天我需要问你很多的问题（提出基本原理），只有这样我才可以给出对你的诊断。有一些问题是有相关的，也有许多问题可能无关。我询问的目的是确定你有的问题，同时排除你没有的问题。你觉得行吗？"在获得当事人同意的情况下，咨询师进行议程设置："我想找出目前你存在的症状及最近你的功能状况，同时包括你的经历。然后我会让你告诉我你觉得我应该知道的其他事情。接着我们制订一些治疗的总体目标。我将告诉你我对你的初诊印象及我所认为的未来的治疗中应该关注的问题。我会问你觉得这些听起来如何。最后，我也要看看你有没有其他的问题和担心的事。（合作地）你觉得好吗？"

一、实施评估

咨询师需要了解当事人现在及过去的多方面的经历,这样才可以制订一个成熟的治疗计划(通过多次会谈),并制订会谈中的治疗计划,建立一个好的治疗关系,指导当事人设定目标,以及执行有效的治疗。进行一个完整评估的关键是从多个来源收集信息,下面是一些常用的评估工具。

(一)半结构化临床访谈

咨询师对当事人进行评估的方式取决于他们的工作环境、咨询取向和个人风格。不管这些因素如何,临床访谈是最受欢迎的一项评估技术。许多咨询师会常规地进行一些临床访谈,来辨识当事人存在的问题并为他们制订咨询计划。

多样的结构使得访谈形式多样。在某些情况下,尤其是那些需要进行研究的情况,经常会用到半结构化访谈。此类访谈的目的,是基于目前《美国精神障碍诊断统计手册》(第五版)(DSM-V)得出诊断或多种诊断。

当新手咨询师刚开始使用半结构化临床访谈时,一般都会存在一些担心。某些新手咨询师或许担心访谈可能会显得很僵硬、没有人情味儿。这种情况很有可能存在,尤其是当咨询师还没有习惯访谈时。新手咨询师更倾向于逐字逐句地读问题(事实上,所有的咨询师在进行访谈时都应该遵照这些问题)。此外,因为他们太想让访谈持续进行,从而会给人留下僵硬和对当事人没有兴趣的印象。

但要相信,咨询师的访谈风格会随着时间而改善。当对访谈越来越熟悉时,咨询师的注意力会更少地集中在让访谈持续进行下去的问题上,而会更加注意当事人所说的内容。一旦适应了,半结构化的访谈就不像咨询师第一眼看到它们时那样具有结构性了。尽管一些问题还需要逐字逐句地读出来,但仅仅对当事人读出书面问题是不会得到多少有用信息的。重点在于提出后续问题,这能帮助咨询师判断出当事人是否确实符合了某种障碍的诊断标准。

(二)非结构化临床访谈

在某些情境下,当事人是否严格符合特定障碍的诊断标准并不是那么重要。事实上,许多不同理论导向的从业者并不相信 DSM 诊断的价值。他们最大的兴趣在于当事人在不同领域(如家庭、工作生活)中的功能状况,以及他们如何应对生活中的挑战(如应对风格、社会支持)。这时所进行的访谈不会显得过于直接,而且还能保持较大的灵活性,同时以非结构化访谈作为主要评估工具的大多数咨询师,会使用一套话题标准大纲作为访谈遵循的套路。下面我们提供了一套咨询师可以遵循的指导大纲,当咨询师逐步发展出自己风格的时候也可以对其进行调整。

1. 人口统计学资料 ①性别、年龄;②民族或宗教背景;③目前工作状态或教育状态;④目前关系状态或家庭结构;⑤目前居住情况。

2. 问题呈现　①对问题的描述;②问题的起始和进程,症状出现的频率或发作的频率;③问题开始时的环境事件(如具有触发作用的情境、生活事件);④与问题相联系的思维(如自动化思维、信念);⑤对触发因素或生活事件的反应(如情绪、生理和行为反应);⑥问题的强度和持续时间;⑦之前针对此问题的咨询;⑧其他问题。

3. 家庭背景　①父母和兄弟姐妹的年龄;②抚养状况和家庭关系;③父母的婚姻史;④父母的职业、社会经济状况;⑤家庭病史和精神疾病史。

4. 个人生活史　①成长过程中的重要事件;②早期病史;③对学校的适应和学业成就;④行为表现方式;⑤同辈关系;⑥兴趣爱好;⑦约会史。

（三）精神状况检查

初次访谈后,如果咨询师对当事人的精神状态持有怀疑,或觉得当事人存在器质性障碍的可能,可以对其进行精神状况检查(mental status exam, MSE)。根据 Kaplan、Sadock 和 Grebb（1944)的定义,精神状况检查是"对患者在访谈过程中的外表、言语、行动和思维的描述"。精神状况检查可以在评估过程中通过观察来完成,最终得出一份"检查者对精神患者在访谈过程中的观察和印象总结"。

不同的作者对精神状况检查的描述稍有不同。在表 2-1 中,我们列出了 Kaplan 等人的模板,并且标注了在评估过程中需要收集的信息。

表 2-1　精神状况检查

信息		内容
一般描述	外表	当事人是如何穿着打扮的? 有什么样的姿势?
	行为和精神活动	当事人是否表现出精神迟滞或烦躁不安? 是否有不寻常的动作行为,如抽搐、怪癖或刻板行为?
	对检查者的态度	当事人对咨询师有什么样的行为反应? 咨询师和当事人之间的默契程度如何?
心境和情感	心境	当事人是否主动谈论自己的感受? 感受的深度和强度如何? 在访谈过程中当事人的情绪起伏是否频繁?
	情感	当事人在访谈中是否有情绪反应(从面部表情、语调等方面表现出)? 情绪、情感相一致吗?
	适宜度	当事人的情绪反应是否与所讨论的话题相符?
言语		当事人言语的多少、频率及质量如何?
思维	过程或思维形成	当事人是否表现出想法过多或匮乏? 是否能清楚地理解问题并给出相应的答案?
	思维内容	当事人是否产生妄想? 是否有其他值得注意的思维内容,如强迫观念、过分关注、自杀或行凶等想法?
	知觉混乱	当事人是否出现了幻觉或错觉? 如果是,涉及了哪些感觉系统?

续表 2-1

信息		内容
感觉中枢和认知	警觉和意识水平	当事人是否表现出对环境感受能力的降低？
	定向力	当事人对时间、地点、人物是否有定向力？
	记忆	当事人的近期记忆如何（如早饭吃了什么）？其远期记忆如何（如童年期记忆）？是否有意隐瞒认知的受损（如虚构）？
	注意力	访谈过程中当事人的注意力是否有问题？这是由于焦虑或心境障碍、注意力损害引起的，还是由于学习缺陷引起的？
	读写能力	当事人是否能读写简单的句子？
	视觉空间感知能力	当事人是否能临摹简单的图画？
	抽象思维	当事人是否能以抽象的方式进行思考？
	信息储备和智力	当事人是否能完成与其教育水平和背景相符的脑力任务？
	冲动控制	当事人是否能控制性冲动、攻击冲动和其他冲动？
	判断和见解	当事人是否具有社会判断的能力？对自己病情的知晓程度如何？对这种病的了解程度如何？
	可靠性	当事人报告其情况的准确程度如何？

注：改编自 Kaplan、Sadock、Grebb（1994）。

（四）其他工具：利用多种信息来源完善评估

尽管访谈是每个心理评估的主要部分，但其他信息来源也能在很大程度上提高评估的质量。这些来源包括自陈问卷、观察技术、当事人自我监控、请教其他专业人士、请教当事人生活中的其他人及观察当事人在咨询阶段的行为。

1. 自陈问卷　问卷从来不能被当作进行诊断和概念化个案的唯一工具。但它们可以作为整个评估过程的一个组成部分。咨询师可以要求当事人在评估开始之前或之后完成问卷。如果在评估之前完成问卷，评估过程中可以用它们来协助讨论。

常用的自评量表有焦虑自评量表、贝克抑郁自评量表（BDI）和艾森克人格问卷（EPQ）。采用这些自评量表的目的在于有效地评估症状的严重程度，定期评估有助于说明咨询效果。

有时当事人在问卷上的答案与他们的行为并不相符，这可能是由多种原因造成的。某些当事人，尤其是那些第一次寻求帮助的当事人，或许不能准确地表述困扰他们的问题。这在他们接受一些心理教育及进行几次自我监控后会变得容易些，因为他们对自己问题思维和行为的意识提高了。

其他一些当事人在回答问卷时，会使自己的情况看起来比在访谈期间表现出来得更好或更糟。咨询师可以用很多不同的方式来处理这类问题：一种是在评估报告中将这些不一致记录下来；另一种是针对这些不一致向当事人进行询问。

2. 观察咨询中当事人的行为　仔细观察当事人在评估过程中的行为，也能为完成个案概念化获得有价值的信息。除了当事人所回答的问题外,他在咨询室中的表现也是一扇窗口,通过它,咨询师可了解其在"真实生活中对他人的表现"。另外,这些微妙的表现能够帮助咨询师看到咨询在如何进展。

当事人在评估过程中讲述信息时是轻声的、矜持的,还是勉强的?在咨询师问问题时,当事人会生气吗?是否有很多"禁区"性质的话题?当事人会和咨询师调情,或者问咨询师一些非常私人的问题吗?当事人会因为被分配到了一位年轻的咨询师而不满吗?当事人会过分挑剔咨询师或者治疗过程吗?当事人在评估过程中会有各种各样的行为方式,这些行为可以用来对个案进行概念化。

3. 自我监控 自我监控是另一种相当不错的方法,并可以获得当事人的问题是如何影响他的日常生活的相关信息。运用这个方法,当事人可以记录下目标行为的发生(比如噩梦、大发雷霆)。这种记录常常包括行为发生的日期、时间,症状出现的情境,症状发生时的想法及情绪反应。自我监控中获取的信息(如症状、诱因、回避、功能异常的想法和情绪反应类型)可用于评估过程,以此更准确地对当事人所关心的问题进行概念化,从而决定如何开展咨询。

咨询师可以整合从评估中获取的信息从而制定首次认知概念化,而这一概念化应该把认知模式(基本的信念和行为模式)与对当事人的诊断联系起来,同时也要对当事人障碍的发展过程做出假设。接着,咨询师可以使用这样的概念化制订大体的治疗计划和治疗目标。

二、咨询师留意自己的反应

评估过程中,当事人会叙述各种各样的信息,其中会有一些十分不寻常或令人不舒服的信息。咨询师对当事人所分享的信息的反应极大地影响着治疗关系。如果咨询师的反应强化了当事人关于与他人分享信息的消极信念(如"他们会认为我很奇怪""他们不想帮助我"),那么当事人自然在与咨询师分享更多信息时就会犹豫不决。所以,在咨询师对当事人分享的信息做出反应时,一定要保持敏感。

最基本的原则就是把当事人的困难正常化,而不是最小化。类似于"我们在这里见过很多与你问题相似的当事人"的语句可以起到长远的作用。

尽管如此,咨询师有时仍然会碰到一些症状或经历较为独特的当事人。这使得咨询师无法说"是的,我当然见过和你有类似情况的当事人",但咨询师常常可以把这样的案例和类似的案例联系起来。当事人在揭示一些隐秘的个人信息时,他们常常会询问咨询师是否曾经见过类似的案例。就算咨询师不曾见过,以下的话也是很有帮助的,"我没有见过和你的情况一模一样的案例,但你和其他有类似情况的当事人有许多相似之处。通常这些事情的背后可能有一些独特的意义"。通过这样的回应,咨询师不仅可以表达出当事人案例的独特性,也能通过联系其他类似案例帮助当事人认识到他们的情况是能被理解的,而且咨询师还可以为他制订出有效的治疗计划。

第三章 个案概念化

在评估和开展咨询之间还有一个重要步骤,即个案概念化。正如第二章所说,评估的重要目的之一就是个案概念化。个案概念化是所有咨询师都要学习的一项重要技能。只有通过对个案进行概念化,咨询师才能依照认知行为模型提出假说,以理解当事人的具体问题。这种理解将贯穿咨询的全过程,起到指导性的作用。

第一节 个案概念化概述

一、个案概念化的定义

为什么咨询师不能在评估之后直接开始咨询呢?难道咨询手册不该像烹调书一样清晰,为如何有效解决当事人的问题提供细致的指导吗?裴森(2008)从以下4个方面总结了个案概念化在从评估到咨询的过渡中为何成为一味不可或缺的"原料",以及它如何在整个咨询过程中发挥作用:第一,咨询手册由针对每一种障碍的处理方式汇编而成,而当事人往往兼具几种不同的障碍和症状。第二,即使只呈现一种障碍,不同的当事人之间也会存在很大的异质性。举例来说,当事人只要满足 17 个症状中的任意 6 个,就达到了创伤后应激障碍(posttraumatic stress disorder, PTSD)的诊断标准。这意味着两个同样被诊断为 PTSD 的当事人之间,可能有着截然不同的思维、情感及行为。第三,对于任意症状(比如抑郁),都有不止一种经过证实的方法可以进行处理,咨询师需要根据当事人的具体情况进行选择。第四,尽管处理许多问题时,可用的方法不胜枚举,但并非所有问题都能找到现成的办法——此时咨询师虽然面对许多原料,可是烹调书却没有教他该怎么做。

基于这些原因,咨询师需要尝试打破常规。也就是说,咨询师必须学会进行批判性的思考,通过不断提问和反思,将看上去没什么联系的信息整合起来:我的当事人的这些问题是如何在一个人身上同时出现的?什么样的行为、思维或情绪可以作为合适的干预目标?哪些因素对适应不良的行为与认知的产生起到了作用,并使它们得以保持?哪种咨询方法能帮到这个当事人?我应不应该尽可能将几种方法结合起来,以适应当事人独特的情况?当一个当事人的症状没有现成的处理方法,而且此前我也没接手过类似案例时,如何用我对认知行为疗法的一般知识来帮助他?回答这些问题所需要的,正是对个案进行概念化。

完整的个案概念化要能把下列所有的问题整合在一起,形成一个逻辑连贯的整体:①它描述了当事人所有的症状、障碍和问题;②它提出了关于引起障碍和问题的机制的假说;③它提出了当前障碍和问题的近期促发因素;④致病机制的起源。

案例

16 岁高二学生,春节因母亲在家庭聚会上总是肯定表哥的观点否定自己的观点,不辞而别回到自己家。之后开始情绪低落,变得少语,放学回家常常直接进房关门,不理睬父母;开学后上课无法集中精力,成绩下降;容易疲倦,既往喜欢的踢足球也不想去;并且常常容易生气、烦躁。1 个月前告诉同桌好友说想自杀,父母知晓后立即带其就医,诊断为"抑郁障碍",住院治疗 2 周后,自杀念头消失、症状好转出院,继续门诊服药。目前可以坚持每天上学,但感觉高兴不起来,跟以往要好的同学在一起也觉得自己容易说错话、会破坏大家交流的友好气氛。遂要求父母帮忙寻求心理咨询,由父母陪伴来诊。

母亲反映:儿子小时候一直很听话,学习也很努力。

当事人为独生子,自述性格较内向。出生时左耳缺耳垂并且明显比右耳小,在幼儿园曾被取笑。母亲从小经常称赞舅舅的儿子很阳光,总说自己太内向,要多向表哥学习。母亲自生育后专职家庭,父亲经常忙于工作,与儿子交流很少,儿子的教育完全信任妻子。

咨询师感受到当事人在咨询过程中很配合,每次家庭作业都很认真完成。

个案概念化:①当前症状、障碍、问题。情绪低落、兴趣丧失、产生自杀念头;回避人际交流;小时候很听话、学习努力,近期对抗父母;抑郁发作获得了父母关注及陪伴;咨询中很配合咨询师。②问题的近期促发因素。母亲在家庭聚会上肯定表哥的观点,否定自己的观点;学业压力——成绩下降,即将升入高三面临高考。③引起障碍和问题的机制的假说。核心信念:我不够好,别人会不喜欢我。中间信念:如果我说错话了,别人就会不喜欢我;我要表现得足够完美,别人才会喜欢我。④致病机制的起源。性格较内向;左耳的出生缺陷在幼儿园曾被取笑;母亲对比式的教育方式;父亲教育缺位。

二、个案概念化的作用

第一,个案概念化可以帮助当事人和咨询师理解问题,这样可将混乱堆积的零碎症状变得有意义。这最初可用于处理当事人初次陈述中普遍表现出的沮丧(有时也存在于咨询师中,尤其当他们面对棘手的问题时)。

第二,在有关问题形成和维持的认知行为疗法理论与当事人的个体经验之间,个案概念化起到桥梁的作用。这是"理论联系实际的关键"(Butler,1998)。认知行为疗法理论必然只是一般意义上的:它们会对惊恐发作、抑郁或其他任何障碍的典型当事人做出描述;它们概括而抽象地描述了各种病症的过程——类似于科学理论。但要将这些理论应用于临床环境,需要将这些一般性原理转化为应对目前面对的当事人的具体经验。个案概念化的重要功能之一就是填补这个鸿沟。

第三,个案概念化提供了可供咨询遵循和共享的一种原理和指导,如果咨询师能够正确地理解导致和维持当事人问题的过程,就很容易弄清楚哪些干预会有用。因此,一个好的个案概念化能够让咨询师更轻松地确定(至少大概地确定)咨询中需要做些什么,帮助当事人明白为什么某些特殊的策略可能是有用的。

第四,个案概念化通过让当事人用不同的方式理解自己的病症,开创全新的思考方式,这是认知行为疗法的关键部分。许多当事人往往在最初的评估中,以一种威胁的,或自我批评的,或两者兼有的态度来看待自己的问题。例如:在强迫症中,当事人往往认为他们存在这些令人不愉快的想法就必定意味着邪恶或者不道德;在健康焦虑症中,认为身体症状意味着自己得了不治之症。构建概念化的过程可以作为思考有关症状的可替代观点的第一步,并且能够让当事人有机会找到解决问题的不同方法。

第五,个案概念化能帮助咨询师明白,甚至预测咨询或者咨询关系中当事人可能会遇到的困难。例如,如果低自尊或自我批评思维是概念化中的重要元素,咨询师就可以预测该当事人在完成家庭作业时会有困难,因为他会害怕自己做得"不够好"或者担心咨询师不同意他的想法。考虑到概念化中的这些预测,咨询师可以避免一些困难,或者更好地应对困难。

第二节 制定初步个案概念化的过程

一、个案概念化图解

个案概念化包含的要素有:①当事人所有问题和障碍的完整清单;②这些问题和障碍的维持机制(例如图式或条件反射);③触发这些机制并引起这些问题的促发因素;④机制的起源(例如这些图式或条件反射是如何获得的)。概念化需要解释所有这些因素之间的关系。

解释概念化的最佳方式是通过示意图,而不是文字。无论在什么案例中,尽可能在与当事人在合作的情况下制作概念化图式是有好处的。在发展概念化的过程中,邀请当事人加入,向他询问什么导致了情况的什么走向,比如"至今为止,从我们所讨论的内容来看,你认为有可能是什么导致了问题的发生""你觉得你做的事会有什么影响"等。

图3-1是个案概念化的模板,这并不是约定俗成的,呈现概念化有许多种不同的方式,咨询师或许会形成自己的风格,这只是其中一种可行的办法,它至少清晰地包含了个案概念化中最重要的元素。

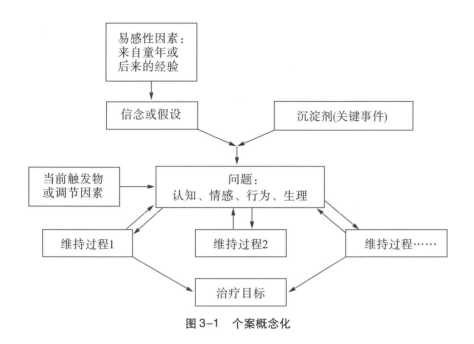

图 3-1　个案概念化

二、开始进行个案概念化:全面的问题清单

（一）制定全面问题清单的原因

制定一个全面的问题清单很重要,原因有三。

第一,任何症状、问题或诊断的重要性都取决于当事人的其他问题和诊断。要完全理解个案,咨询师必须了解所有的问题。清单上的问题就像房间里的一件件家具。添加或除掉一件就会使其他看起来不同,甚至会导致所有的家具重排。

第二,如果咨询师没有列一个全面的问题清单,只是简单地关注当事人希望关注的问题或者是很显而易见的问题,那么就可能会忽略重要的问题。当事人常常希望忽略一些严重的问题,比如药物滥用、自伤行为等,如果这些问题被忽视了,就会妨碍当事人所关注问题的成功咨询。

第三,对全面问题清单的回顾通常能揭示一些跨问题的共同因素或主题。对这些共同因素的认识有助于形成最初的概念化假设。

（二）问题清单的内容

系统地进行个案概念化的第一步是获得当事人所有问题的全面清单。在这个过程中,咨询师会睁大眼睛、竖起耳朵去寻找与个案水平概念化的其他要素相关的信息:根源、促发因素和机制。咨询师还同时开展预备性会谈的其他任务(建立关系、形成诊断、制订咨询计划和获得知情同意)。

咨询师在第一次会谈里的重点是获取当事人的全面问题清单。问题清单就是一个全面包含当事人问题的列表(Persons,2000)。要建立一个完整的问题清单,咨询师应从以下几个方面对当事人进行评估:精神病性症状、人际关系、职业、学校、医疗、财务、住房、法律、业余生活等状况,以及精神健康方面或医疗上的困难。换言之,完整的问题清单,使咨询师在 DSM 轴Ⅰ和轴Ⅱ所包括的障碍的基础上,得以考察一个人生活中方方面面的情况。

咨询师需要根据与当事人交流时收集的资料来完成这样一个列表。尽管有些项目可能看起来很明显(例如,有人会说自己在接受抑郁症的咨询,且确实被诊断为抑郁症),但是另一些也许就很模糊(例如,注意到当事人的配偶在等候室里用一种带有侮辱性的、缺乏支持性的方式与其交谈)。这些模糊的项目非常重要——当事人可能不会将其报告出来,但是它们经常对当事人当前问题的产生和保持起关键性作用。

当粗略的清单完成后,咨询师需要将上面的问题削减为 5~8 项,并且按照咨询的优先级进行排序。咨询师和当事人需要共同回顾这个清单,并对所列的项目达成共识。咨询师要向当事人特别强调一点:并非清单上的所有项目都将成为咨询的重点;列出所有相关项目的意义在于随时提醒双方都有哪些问题是需要引起注意的。

我们可以更细致地将呈现的问题或诊断标签划分为 4 个"系统"。

1.认知 即当事人出现问题的时候,浮现在脑海中的言语和画面。得到这种信息的较好的问题是:"当……的时候,你在想什么?"(例如,"当你感到焦虑的时候……"或"当你感觉心情低落的时候……")在咨询期间注意当事人的情绪变化并提问:"你刚才在想什么?"这往往也很有用。像一些"热思维",即情绪激动时产生的想法,往往能比几天或几周冷静后的想法提供更多有用的信息。针对这种情况,将记录想法作为家庭作业的一部分是很有用的。记住:不是所有的认知都是言语性的,有必要检验当事人是否有令他不安的心理表象。

2.情绪或情感 即当事人的情绪体验。当事人在区分思维和情绪时很容易出现困难。在语言表达中我们经常说"我感觉……",但其实我们的真正意思是"我认为……",这个表达习惯就不利于我们进行区分。根据经验,一种情绪往往能通过单一的词语至少粗略地表达出来,如"沮丧""焦虑""生气"等。如果他想要表达的意思显然不止一个单词——例如"我觉得,我可能有心脏病"——这可能是种想法,而不是情绪。

3.行为 即当事人做了些什么可见的行为。通常的问题是:"因为这个难题,你现在做了些什么以前不经常做的事?"(比如,安全行为)或"由于这个难题,你避免做些什么?"(例如,回避了引发恐惧的情境)

4.生理变化和躯体症状 例如,在焦虑的情况下不自觉的症状,如心跳加速、出汗、周身疼痛、恶心等,或在抑郁状态下对性和食物失去兴趣。

> 16 岁男生的问题清单：
> 1. 抑郁症状：感到情绪低落、兴趣丧失、产生自杀念头；认知：因为自己不够好，父母是拒绝自己的、别人也不喜欢自己；情绪：快感缺失、易激惹、内疲；行为：减少表达、回避活动、回避人际交流；生理变化和躯体症状：无法集中精力，容易疲倦。
> 2. 人际交往问题：担心自己容易说错话、会破坏友情。
> 3. 学业问题：目前成绩下降了，担心高考失败。
> 4. 跟父母的关系问题：对母亲总是肯定表哥否定自己感到愤怒、压抑，回避跟父母交流。抑郁发作获得了父母关注及陪伴。
> 5. 幼年事件的负面影响：幼儿园时因左耳出生缺陷曾被取笑。
> 6. 做家庭作业很认真，担心咨询师认为自己不够完美。

第三节　发展初步个案概念化

本节继续讨论预备性会谈,描述如何通过问题清单进行初始的个案概念化,以及如何根据概念化来设定咨询目标。咨询师在聚焦这些任务时,可以充分利用会谈中出现的机会来完成其他预备性会谈的任务,包括建立咨询关系及让当事人了解咨询师的概念化、诊断假设和干预想法。

一、确定问题产生的机制

个案概念化的核心是对引起和维持当事人问题和症状的心理机制的描述。所以这一步的最终目标就是,对当事人呈现的一切看似独立的问题给出至少一个可能的解释。Persons 概述建立机制假设的 3 个步骤:①选择一个或一组症状,进行聚焦;②选择一个基本理论来解释这些症状;③对个案进行个性化的处理,并对基本假设进行进一步的推论。

例如,贝克用于咨询抑郁症的循证咨询所依据的概念化假设认为,个体的早期事件(起源)造成当事人学会了特定类型的功能不良图式(机制)。当这些图式现在被触发(促发因素)时,就会引发痛苦的情绪、自动思维和适应不良行为(问题)。下一步是将概念化中的关键要素具体化来解释当前的个案。换句话说,基于贝克模型的特定当事人的概念化将确定是哪些早期事件(起源)导致了哪些图式,这些图式现在又被哪些促发因素激活,引发了哪些自动思维、情感和适应不良行为(问题)。

之后,咨询师要推演解释当事人所有的问题。要做到这一点,咨询师首先要确定问题清单上那些可以用锚定障碍本身解释的问题,然后再构建能解释其他问题的最简单的故事。例如前述 16 岁男学生的案例,因为抑郁及人际交往问题前来寻求治疗,然而,他的情绪压抑、自我怀疑问题长期潜藏,随着面临高考的压力及母亲对比式评价的言语刺激而爆发。

在对这个个案进行概念化的过程中,咨询师对他的情绪压抑、人际关系困惑、母子关系冲突进行了聚焦(第一步)。按照贝克的认知理论对其背后的机制建立了假说(第二步)。基于这个理论,咨询师考虑了当事人的认知图式及伴随出现的自动化思维、感受、行为及情绪。为了得到进一步的结论,咨询师还花了一些时间对问题清单上的项目逐个进行了考察,尤其注意了这个当事人是如何认识它们的,以及他在听咨询师解释时,情绪、行为及生理上的反应。接下来,让我们来看看这个过程的具体情况。

个体的早期事件:这位 16 岁的男学生从小在母亲比较式的评价下成长、父亲教育缺位,形成父母不喜欢自己的印象;幼年出生缺陷被取笑的经历(起源),形成了"因为我不够好,别人是不喜欢我的"观点,导致当事人学会了特定类型的功能不良图式:我必须努力做到最好、别人才会喜欢我。因此他在生活中总是倾向于压抑情绪、追求完美(机制)。这些图式现在被触发(促发因素),他的努力遇到挫折:即将升入高三,面临高考压力,母亲仍然拿自己跟表哥对比。引发痛苦的情绪:情绪低落(问题)、自动思维(我不够表哥好)、我容易说错话(问题)和适应不良行为[减少人际交流(问题)]。

二、确定问题的促发因素

大多数认知行为概念化都秉承了素质–应激模型。其中概念化的机制部分是素质,这里要讨论的促发因素部分是那些激发素质的应激源。促发因素可能是内在的、外在的、生物的、心理的或者以上所有。促发因素和问题也经常重叠。

促发因素有时是显而易见的,比如一名员工在被解雇后变得抑郁。而通常,促发因素不会那么直接地摆在那儿,有时会有累积数周、数月甚至数年才会引发疾病。

为了获得有关促发因素的信息,咨询师可以开始询问当事人:"可能是什么外部事件引发你当前的问题?"不过,当事人往往不擅长报告这些信息。咨询师与当事人合作共同构建推动症状发展的事件详细时间表,这样做常常有助于对促发因素的识别。发展这样一个时间表最好的方法是首先询问当事人:"第一次注意到症状是什么时候?"然后问:"那时候你的生活发生了什么事情?"这个问题通常比"是什么原因导致了这些症状?"更具建设性,因为通常情况下,当事人包括我们所有人都不太善于注意到症状的原因。在构建详细的时间表前,当事人通常无法确定事件和症状之间的联系。这个过程是评估过程和干预过程之间非常有意思的重叠,因为当事人通常意识不到事件和症状之间的关联,他们会发现了解这些对他们非常有用。

三、确定机制的起源

概念化的起源部分是建立一个假设,当事人是如何学会或获得引起其症状的机制的。概念化的起源不同于促发因素,起源是较久远的(时间上久远),促发因素是临近的(时间上临近)。概念化的起源可以是外部环境事件或经历(例如,父母去世、早期被虐待或忽视)、文化因素、生物学因素(例如,身高异常矮可能会引起同龄人嘲笑)和遗传因素。

通过进一步考察当事人的早期成长经历,可以获得关于起源的资料。这种建议对于新手咨询师来说也许有些意外,因为认知行为疗法的一个重要特点就是聚焦在当下。的确,采用认知行为疗法的咨询师在咨询中不会花大量时间讨论当事人的早期经历,而是会想办法解决当前的问题。然而,在评估阶段用适当的时间探讨早期经历,可以发现一些有价值的线索,这将有助于咨询师理解问题行为在早期如何产生,以及适应不良的思维及行为何以在当前保持。与此同时,分享个人经历使当事人感到自己更加被理解,从而有助于增强咨询关系。

四、关注维持过程

认知行为疗法的个案概念化对关键的维持过程进行分析,这个过程被假设为使问题得以持续的原因。之所以关注维持过程,是基于以下假设:①引发问题的过程不一定就是维持问题的过程。问题一旦产生,维持过程便可以拥有自己的生命力让问题持续存在,即使最初的原因已经消失。②相对于可能发生于多年前的起始原因而言,找到目前维持过程的因素要更为容易。③改变眼下的维持过程比改变引发过程更容易,由定义可知引发过程已经成为过去式了。无论如何,过去的事件有再大的影响力,也必然通过心理过程来起作用。

维持问题的心理过程通常以恶性循环或者反馈回路的形式存在。在这些循环中,最初的思维、行为、情感或者生理反应会产生影响,这些影响又最终反馈到最初状态,使当事人的症状得到保持或者更加恶化。下面我们将介绍一些在许多心理疾病中最常见的恶性循环。

(一)安全行为

焦虑的当事人经常采取一些他认为能够帮助他回避任何令人害怕的事物的行为。例如,有人会为了防止自己在超市里跌倒而紧紧抓住购物车,还有些人会因为害怕别人觉得他无趣或被人讨厌而时刻提醒自己不要向他人透露自己的任何信息。人们有无穷的创造力,不管你见过多少当事人,总会不断出现你从未见过的安全行为。尽管这种行为很容易理解,但是它却具有一个非常容易被忽视且令人意想不到的副作用。它让当事人的威胁信念失去了被验证无效的机会,因为当并未发生任何事时,"幸运逃脱"便归因于安全行为的成功实施,并未改变人们对威胁的认识(图3-2)。

(二)逃避/回避

逃避/回避可被看作一个特别常见的安全行为(图3-3)。但是,单独识别还是有必要的,部分原因是因为它在焦虑问题中是普遍存在的,还有部分原因是它的无益性比起其他安全行为更加直接明了。这可能是因为这个观点是"大众心理学"的一部分,大众心理学告诉我们,如果你从马背上掉下来了,最好的方法是再径直回到马背上。

需要注意的是,当一个人遇到引发焦虑的情境时,他的回避行为并不一定都像逃跑那么明显。举例来说,某个在社交场合感到焦虑的人可能明确地报告自己没有回避当时的情境。然而,仔细探究可能会发现,虽然他和人们交谈,但他从未看过人们的眼睛或者向他们谈及自己。换句话说,有些微妙的回避并不会直接表现出来。

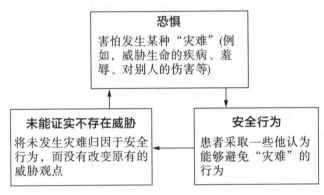

图 3-2　安全行为

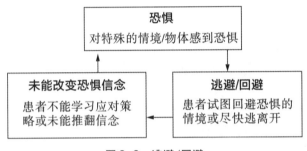

图 3-3　逃避/回避

(三)活动减少

如同回避经常出现在焦虑症中一样,图 3-4 所示的维持过程经常出现在抑郁症中。情绪低落导致活动的减少,从而导致失去了过去能够带来愉悦感、成就感或者社会认同感的事物。在维持低落情绪的循环中缺乏正面的鼓励。

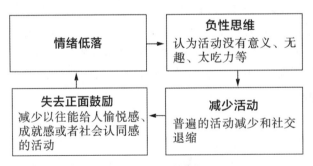

图 3-4　活动减少

(四)灾难性的误解

这个循环是惊恐障碍的中心认知过程(图 3-5)。它对于有着其他问题的当事人也很重要,例如健康焦虑或强迫障碍。其中心思想是,身体或认知变化——通常由焦虑引起,如心跳加速、呼吸困难或其他的自主兴奋症状——被解释为一些直接且严重的威胁的标志:我快要心脏病发作了,或者我要"疯了"。很自然地,这种想法会导致更多的焦虑,从而导致更多的症状,而这似乎又证实了即将发生的威胁……然后如此轮回反复下去。

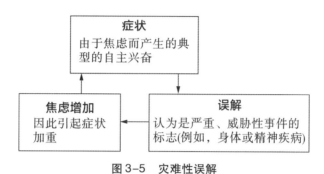

图 3-5 灾难性误解

(五)仔细观察或过度警觉

这个过程在健康焦虑中很常见,也见于其他问题,如创伤后应激障碍。图 3-6 列举了一个人,非常担心自己患有某种严重的疾病,从而引发仔细的观察或者检查他认为可能代表疾病的症状。这种仔细观察,以及由于对健康的重视而引起症状浮现出来,导致了这个人关注的其实可能是完全正常的身体症状。这些症状被解释为证实了他的担心。在某些情况下,不断检查的行为甚至就可能导致令人担忧的症状。例如,有一个当事人因为担心她的喉咙会闭合让她窒息,因此她会频繁地奋力发出响亮的声音来清嗓子。结果她的喉咙产生了不舒服的感觉,接着她认为这证实了嗓子确实有问题。

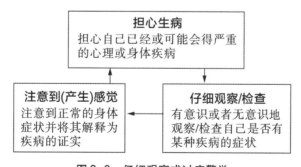

图 3-6 仔细观察或过度警觉

(六)自我实现预言

这是指如果一个人在别人对待他的态度方面存在消极的信念,那么他会唤起加固这种信念的反应。图 3-7 用两个例子来说明了这个过程:社交焦虑和敌对行为过程。在第一种情况下,对别人的拒绝的预期将导致社交退缩,例如,拒绝社会活动的邀请,或者不进行会话方面的尝试。随着时间的推移这种行为可能导致他人不再做这些邀请——这当然证明,其他人不喜欢我。

在一些敌对或侵犯行为中也可以找到类似的模式。对别人的敌意的预期会导致攻击行为,例如,为了显示自己不害怕。然后这种攻击性可能会引起他人的敌对行为,从而证实了针对某人的敌对预言。

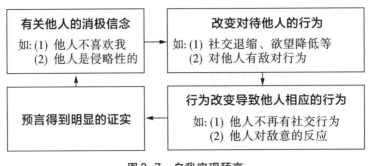

图3-7　自我实现预言

(七)表现焦虑

在社交焦虑、男性勃起功能障碍和其他较不常见的问题如有些人不能在公共厕所小便(害羞膀胱综合征)中,这种模式(图3-8)很常见。一个人对不能够"良好"表现(说话连贯或维持勃起或小便)的担心导致焦虑,而这又的确可能扰乱表现,导致说话吞吞吐吐、勃起困难、抑制膀胱排放等。这当然会加强关于表现的消极信念。

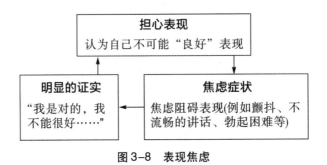

图3-8　表现焦虑

(八)对恐惧的恐惧

对恐惧的恐惧,虽然看似简单,但是咨询起来却很难。当人们发现焦虑体验本身很令人反感,以致他们会提前担心会再次焦虑时,这个过程(图3-9)就发生了。然后,这些恐惧会产生巨大的他们所害怕的焦虑。咨询的困难来自这种循环可以与外界影响相分离,以至于没有明确的焦点:除了表达焦虑无法忍受外,有些当事人无法说得更多。尽管如此,咨询师有时能够发现恐惧的外部后果——或许这种焦虑会导致疯狂或生理问题。这种外部的后果可以为咨询师提供一种方法,例如利用行为实验来测试这些恐惧后果的真实性。

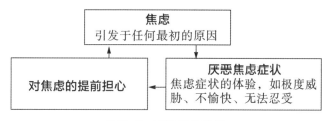

图 3-9 对恐惧的恐惧

(九)完美主义

对自己的能力或价值有消极信念的当事人,通常的模式就是如图 3-10 所示的涉及完美主义的循环。对证明自己不是完全没有价值或者无能的渴望,会导致一个人始终达不到这种高标准,因此,无用的感觉得到了维持而不是削弱。

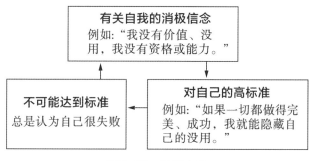

图 3-10 完美主义

(十)短期回报

最后,我们要讲述最基本的维持过程,关于对学习理论和操作性条件反射的运用。图 3-11 显示了短期回报维持行为的过程,尽管其长期结果是消极的。这一过程的发生是因为相对于长期结果来说,短期结果更强烈地影响到人类(事实上,所有的动物)的行为。这个过程的重要性在许多问题上是显而易见的,如物质滥用、一些形式的饮食障碍、攻击行为、逃避和回避行为等。

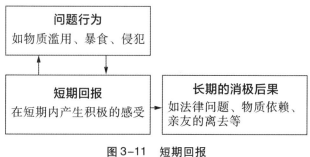

图 3-11 短期回报

五、整合概念化的各个要素

咨询师在收集个案概念化的每一个要素信息时,会检查这些要素是否能够整合在一起。例如,当事人"我不重要"的自我图式在其小时候被忽视的情况下是合乎逻辑的。检查概念化要素看它们是否彼此一致的过程,检验了咨询师的概念化假设(Turkat 和 Maisto,1985),提高了概念化的整体一致性。

个案水平的概念化发挥作用的一个主要途径就是,提供了关于当事人各种问题和障碍是如何相互关联的假设。问题可以通过多种方式关联。同一机制可能导致多个问题。例如,认为自己无能和无助的图式通常会导致焦虑、逃避行为和无法履行主要生活角色。咨询师应努力用尽可能少的机制来解释所有问题(Persons,1989),以便概念化在指导临床决策时简单易用。不过,有时只有一套单一的机制是不够的。例如,当事人可能既有肺炎又有骨折,但这些疾病是由不同的机制引起的。

有些问题会直接导致另一些问题的出现。例如,易激惹导致婚姻破裂、暴饮暴食导致肥胖。有时,问题之间经常互为因果关系。焦虑导致拖延,拖延又导致更多的焦虑。

有些问题是由对其他问题的不良应对导致的。例如,使用酒精和药物来应对压力会导致上瘾、健康问题或交通事故,而且可能无法解决甚至恶化本来要解决的压力问题。

尽管概念化力求整合所有的问题和机制,但真的完全这样做的话可能会导致冗长的叙述和烦琐的图表。而太过复杂的概念化对临床没有帮助。所以咨询师应力求简洁的概念化,只有当一个简单的概念化不能满足临床需要时才增加其复杂性。

咨询师与上述 16 岁男学生第一次会谈结束后,建立了问题清单并获得了关于促发因素的部分资料。会谈结束后,完成了个案概念化工作表(表 3-1),并计划在第二次预备性会谈时收集更多的信息来检验和评价这个概念化假设。

表 3-1　个案概念化工作表

项目	内容
问题清单	1. 抑郁症状:感到情绪低落、兴趣丧失、产生自杀念头;认知:因为自己不够好,父母是拒绝自己的、别人也不喜欢自己;情绪:快感缺失、易激惹、内疚。行为:减少表达、回避活动、回避人际交流。生理变化和躯体症状:无法集中精力,容易疲倦 2. 人际交往问题:担心自己容易说错话、会破坏友情 3. 学业问题:目前成绩下降了,担心高考失败 4. 跟父母的关系问题:对母亲总是肯定表哥否定自己感到愤怒、压抑,回避跟父母交流;抑郁发作获得了父母关注及陪伴 5. 幼年事件的负面影响:幼儿园时因左耳出生缺陷曾被取笑 6. 做家庭作业很认真,担心咨询师认为自己不够完美
机制——导致问题的机制	被母亲负面评价—抑郁症状—回避—正强化缺失—抑郁

续表 3-1

项目	内容
问题的促发因素——激活这些机制的促发因素	即将升入高三,面临高考压力;母亲的否定评价
机制的起源——关于机制起源的假设	从小母亲对比式的否定评价;父亲教育缺位;出生缺陷被取笑
个案概念化(起源、机制、促发因素、问题)——各因素联系起来形成 个整体模型	个体的早期事件:这位 16 岁的男学生从小在母亲比较式的评价下成长,父亲教育缺位,形成父母不喜欢自己的印象;幼年出生缺陷被取笑的经历(起源)。形成了"因为我不够好,别人是不喜欢我的"的观点,导致当事人学会了特定类型的功能不良图式:我必须努力做到最好,别人才会喜欢我。因此他在生活中总是倾向于压抑情绪、追求完美(机制)。这些图式现在被触发(促发因素),他的努力遇到挫折:即将升入高三,面临高考压力,母亲仍然在跟表哥对比。引发痛苦的情绪:情绪低落(问题)、自动思维(我不如表哥好);我容易说错话(问题)和适应不良行为[减少人际交流(问题)]

第四节 设定咨询目标与制订咨询计划

一、设定咨询目标

虽然这一章先讨论了发展概念化,然后才讨论设定咨询目标,但是这些任务是密不可分的。事实上,当事人和咨询师很可能在还没有完成个案概念化之前就开始设定咨询目标了。这在某种程度上是因为咨询目标能促进概念化。也就是说,当当事人患有双相障碍和惊恐障碍,其双相障碍病情稳定,并因为惊恐障碍来求治时,以惊恐症状为重点的概念化可以指引咨询计划。此外,设定咨询目标的过程可以检验当事人和咨询师是否能良好协作工作以及能否合作达成咨询计划。例如,咨询师可能会要求当事人同意,把停止自杀行为作为咨询目标并以此为开始咨询的前提条件。

咨询目标是正式书面咨询计划的第一要素。好的咨询目标是由当事人和咨询师明确商定的,咨询目标的重点是减少症状和问题,增加期望的行为或结果。好的咨询目标应该在情绪上对当事人有吸引力、现实可操作、可衡量,而且应具体地指出这些目标什么时候能实现,并且能以优先顺序列出来。

1. 当事人和咨询师协商制订 通常当事人来寻求咨询是因为他们自己没法达到重要的目标。想通过咨询实现这些目标,重要的是,当事人和咨询师得明确地同意这些目标。不过,一开始未能达成一致的咨询目标或优先次序的情况并不少见。常见的分歧领域包括药物滥用、自杀和自残。当事人通常将这些行为视为解决问题的方法,而咨询师则往往将其视为问题。有时双方可以达成妥协,例如,一个当事人不同意把停止自我伤害行为作为咨询目标,但他同意记录自伤行为,并同意将学习其他方法来作为咨询目标,以减少情绪痛苦而不必进行自残。

2. 聚焦于减少症状和问题　咨询目标通常就是问题清单上项目的镜像(例如,问题是抑郁症状,目标就是减少抑郁症状)。因此,典型的咨询目标是减少抑郁和焦虑症状,消除暴饮暴食,减少与配偶的争吵,或者减轻幻听引起的痛苦。不过,试图解决当事人的所有问题通常是不现实的。大多数当事人并不希望解决问题清单上的所有问题(通常他们只想解决其中一两个问题)。因此,咨询目标清单通常比问题清单要短。

3. 聚焦于增加期望行为或结果　众多行为咨询师已经注意到,聚焦于增加期望的行为(例如,撰写论文)比减少不良行为(例如,看电视)更为有效。这个说法很有道理,原因很明显,即使不良行为真的减少了(例如,人们看电视的时间更少),期望的行为不一定会增加(当事人可能不会用撰写论文或其他期望的行为来代替看电视)。增加期望行为的目标包括提升快乐和乐趣,按时上班,花更多时间和朋友待在一起。

4. 在情绪上对当事人有吸引力　在目标设定这个方面,咨询师要利用情绪理论的内容,即情绪会怎样俘虏人的注意力并提供动力。例如,有位当事人说她的目标是能够开始约会并建立长久的异性关系,对她进行评估后,咨询师认为这位当事人的症状符合社交恐惧症的标准,而她对约会的回避实际上就是社交恐惧症的一个症状。这一诊断和概念化给出了克服社交恐惧症状的目标。不过,与克服社交恐惧相比,与命中的白马主子约会的目标在情感上更能吸引当事人,因此,至少在这方面,能够约会是一个更好的目标。

5. 现实可操作　治愈精神分裂症或双相情感障碍不是一个现实的咨询目标。更现实的目标是消除或减轻由某些症状(如幻觉、快感缺失)引起的痛苦,或改善功能(如获得一份全职工作并能很好地工作或防止再次住院咨询)。同样地,心境恶劣的当事人把消除抑郁心境作为咨询目标肯定也是不现实的,更现实的目标是降低抑郁心境的严重程度和频率,增加积极的心境和乐趣。

6. 可测量的　好的咨询目标是可测量的。包括减少抑郁症状至正常水平(贝克抑郁量表<10)、消除惊恐发作、戒可卡因。好的角色功能目标,例如,按时支付所有账单、按时赴约和上课、花更多时间和丈夫一起做有趣的事。为了强化一个模糊的目标,咨询师可以问当事人:"如果你实现了这个目标,你的行为将有什么不同吗?"

7. 明确实现目标的时间　好的咨询目标会明确指出何时要实现目标。也就是说,与其把目标说成"消除自杀倾向",不如把目标定为"自杀闪念减少到每周一次"。确定实现特定目标具体意味着什么,这个过程本身就具有咨询作用,当事人可能自己并没有想清楚。

8. 按优先次序排列　确定咨询目标的优先次序。没有必要将每个目标都进行优先顺序排序,重要的是要明确确定一或两个或三个最优先的咨询目标并就此达成一致意见。确定咨询目标的优先顺序不是一次性的事情。在某种意义上,咨询师必须在每次咨询会谈时,检查咨询目标优先顺序。

二、用概念化来制订咨询计划

个案概念化的机制假设有助于咨询师识别咨询的机制改变目标和补偿策略目标。关于这些过程目标的信息有助于咨询师选择干预,决定从哪里开始咨询多个问题,预测妨碍成功的障碍,并对咨询计划的要素做出决定,如形式、咨询会谈频率和联合咨询。

咨询的机制改变目标是指咨询试图去改变的心理过程。例如,基于贝克认知模型的概念化指导的咨询,其机制改变目标是改变当事人的图式,并修改当事人问题元素中的适应不良行为和自动思维。

咨询的补偿技能目标是教授当事人策略,可以减少症状和痛苦,但不会改变引起症状的核心机制。在基于贝克认知模型的咨询中,补偿策略目标可能包括教授当事人回避可能激活其图式的情境。

"过程目标"一词用来描述机制改变目标和教授补偿策略的过程目标与可能被称为结果目标不同,也就是,它们是当事人和咨询师共同制定并写在咨询计划上的咨询目标。

关于咨询过程目标的信息有助于咨询师选择干预方法。例如,如果机制改变目标是习惯化或消退,干预将包括暴露。如果机制改变的目标是减少当事人受消极思维的影响程度,干预可以包括教授正念技能。

然而,在过程目标和干预之间没有一对一的关系。过程目标就像目的地,可以通过各种途径(干预)到达。许多不同的干预可以完成相同的过程目标。例如,认知重构、行为实验和暴露可以用来实现改变信念的机制改变目标。如果第一个干预失败或当事人不能接受,过程目标有助于咨询师形成新的干预想法,为了促进咨询的过程目标,咨询师可以从多个循证咨询和其他来源借用干预。因此,个案概念化驱动的认知行为咨询涉及"干预折中主义",是过程目标将咨询连在了一起并使其连贯,特别是机制改变目标,它直接源自个案概念化的机制假设。

三、用概念化指导咨询计划的要素决策

概念化也有助于咨询师对咨询计划的其他元素做出决定,即形式、频率和辅助咨询。

1. 形式 在预备性会谈阶段,咨询师需要对形式进行决策。也就是说,当事人能从个体咨询中受益吗? 或者是否需要另一种方式,如住院或者夫妻、团体或家庭咨询? 个案概念化可以帮助咨询师做出这些决定。

2. 频率 门诊咨询通常每周一次。包括:贝克的认知疗法对抑郁症的前几周的咨询程序(每周两次);对强迫症的暴露及反应预防(每周 3~5 次)。关于手头个案的信息细节(例如,在咨询会谈外有家庭成员帮助当事人实践反应预防)和咨询的机制改变目标(习惯化要求重复的延长暴露)可以帮助咨询师决定咨询会谈频率。

3. 辅助咨询 对个体的认知行为咨询常见辅助包括药物咨询、伴侣咨询、团体咨询和12 步计划或其他自助项目。发表的疗效研究和个案概念化的信息有助于咨询师做出有关联合咨询的决定。在制订初始咨询计划后,咨询师必须在实施前获得当事人的知情同意。

第四章　认知概念化

认知行为疗法认为,人们通过人生经历(尤其是童年经历)形成核心信念和假设,对个体的生存是有益的,让个体能了解世界并找到适合自己的生存方式。人们一般都会同时具有有益的和有害的信念。"有害的"信念(功能失调性信念)即使多年存在也未必一定会导致出现问题。但是,如果个体遭遇了一个事件,这些事件违背了核心信念或假设,并且不能用我们的积极信念来解决,那么功能失调性假设(中间信念)就会起主导作用,负性自动思维就会被激活,从而导致出现不愉快的情绪。负性自动思维、情绪、行为和生理变化的相互作用导致持续的功能失调模式,形成维持问题的链式恶性循环。

认知概念化指的是当事人如何发展出目前这一特定的心理障碍,与此相关的问题包括:该当事人如何看待自己、他人、他的个人世界及他的未来?他的根本信念(包括态度、期望和规则)和思维是什么?该当事人如何应对自己的功能不良认知?什么应激原(突发事件)影响了他目前心理问题的发展,或妨碍解决这些问题?如果相关,哪些早期经历可能影响了该当事人目前的问题?这些经历对当事人的意义是什么?哪些信念由此而来,或由此加强?如果相关,该当事人发展出哪些认知、情感及行为应对机制(适应性及非适应性的)以应对这些功能不良思维(图4-1)?

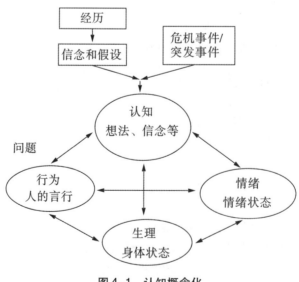

图4-1　认知概念化

第一节　认知模式

认知行为疗法以认知模式为理论基础。该模式假设人的情感、行为及生理反应被他们对事件的知觉所影响。情境本身并不决定人们的感受,感受更取决于人们如何解释这一情境(Ellis,1962;Beck,1964)。例如,设想一个情境:几个人在一起阅读认知行为治疗的基础书籍,当他们阅读时,脑中有不同的想法,因此对同一情境出现了非常不同的情绪及行为反应。

读者 A 想:"这本书写得确实很有道理。这本书将教会我成为一名合格的咨询师!"他感到有些激动并继续读下去。

读者 B 认为:"这种疗法太简单了。它不会有效的。"他感到失望并合上了书。

读者 C 的想法则是:"这本书不像我所期望的,简直是浪费钱。"他厌恶地把书扔到一边。

读者 D 认为:"我确实需要学完所有这些。如果我不能理解内容怎么办? 如果我永远不能掌握它怎么办?"他因此而感到焦虑,并一遍又一遍地阅读同样的几页内容。

读者 E 有不同的想法:"这太难了。我这么无能,永远也不可能掌握这些。我也永远不能成为一名咨询师了。"他感到伤心,并打开了电视。

因此,人的情绪和行为都与对情境的理解和想法有关。情境本身并不直接决定感觉和行为。情绪反应是由人们对情境的知觉所调节。

贝克关于情绪障碍的认知模型包含 3 个层次,即自动思维、中间信念和核心信念。认知咨询师认为个体的信念在儿童期开始形成,在一生中发展。早期儿童经验引起了对自己和世界的基本信念。一般情况下,早期儿童经验受到父母的支持,带来如"我很可爱""我有价值"的信念,这使他们到成年后对自己有积极的信念。那些有心理障碍的人,过去有消极的信念,如"我不可爱""我无能"这些经验与被批评的经验和创伤性经验一起,影响了个体的信念系统。消极的经验如被老师嘲笑,引起了诸如"如果别人不喜欢我做的事情,我就没有价值"的思维。这些信念会成为个体基本的消极信念图式。

在特定的情境中,一个人的根本信念会影响其知觉,表现为与情境相关联的自动思维。这些思维反过来可影响人的情绪、行为及生理反应。图4-2展示了认知行为治疗的认知等级模式。

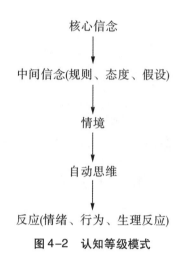

图 4-2　认知等级模式

一、自动思维

自动思维是一连串的想法,是面对情境快速产生的、评价性的思维。它们不是深思熟虑或推理的结果。这些思维似乎是立即自动涌现的,通常迅速而简短。尽管大部分时间我们觉察不到这些思维,但是稍加训练我们就能很容易地将这些思维带到意识层面(Beck,1964)。例如,当你阅读这本书时,你可能注意到了自己有两个层面的思维。你的部分精力集中在书的内容上,因为你正试图理解和整合这些信息。然而,在另一层面,你可能正产生一些快速的评价思维。这些思维即称为自动思维,比如"这点我不太看得明白",并稍微感到有些焦虑。

认知咨询师关注的是如何识别功能不良的思维,即"负性自动思维"。"负性"是指这些思维总是和不愉快的情绪有关,"自动"是因为它们突现于人们脑内,不是周密推理的产物。负性自动思维的内容可以是对目前经验的解释,也可以是对未来的消极预期,或是对过去事件的消极解释。这些思维歪曲了现实,让当事人情绪痛苦,并可能会妨碍当事人去实现预定的目标。

负性自动思维具有以下一些特点:①它是自动的,不经逻辑推理突现于脑内;②它的内容消极,常和不良情绪相联系;③它随时间、地点而有变化,能为意识所察觉,具有认知过程的特征,为临床表现的一部分;④它貌似真实,因为它由潜在功能失调性假设或图式派生而来;⑤它存在于意识边缘,稍纵即逝;⑥它存在时间短暂,但力量很大,并且不能由自己意愿选择或排除;⑦它蕴涵着认知曲解,而当事人却信以为真,不认识它正是情绪痛苦的原因。

人们通常较易觉察到与自动思维伴随而来的情绪反应,但是只要稍加训练,他们就可以通过关注情绪、行为或生理的变化来学习识别自己的自动思维。当你识别了自己的自动思维,你可能已经在一定程度上评估了思维的正确性。例如,如果有许多事情要做,你可能会有这个自动思维,"我永远也做不完这些"。但当自动地检验其真实性,回忆过去的经验并提醒自己,"没事的,你知道自己总能完成需要完成的事"。如果发现自己对情境的解释是错误的,并对其更正,你可能会发现心情会随之好转,生理唤醒有所降低,你会采取更有功能的行为方式。我们在第六章会详细介绍如何识别、评估自动思维。

二、核心信念

但是,自动思维产生于何处? 是什么让不同的人对同一情境的解释如此不同? 为什么同一个人对完全相同的事件在不同的时间却有不同的解释? 这里我们需要介绍一下核心信念。

个体如何看待他们的世界,他们对人、事件和环境有什么重要的信念和假设,这些组成了他们的图式,其特定内容就是核心信念。核心信念是从童年开始,人们形成的对自我、他人及世界的看法。他们最中心或核心的信念,如此根深蒂固、影响深远,甚至他们对自己也通常不能清晰表达。人们通常认为这些信念是绝对真实和正确的——世界"本来就这样"。

例如,一位同学认为自己反应迟钝,不可能学会这本书,每当他必须开始一项新任务时(如学习一个新的计算机课程、阅读一篇新的文献),都会出现类似的担忧。他的核心信念似乎是"我不能胜任"。这个信念可能仅在他处于抑郁状态时出现,也可能在绝大多数时间都会出现。当这个核心信念占主导地位时,这个同学就会戴上这个信念的眼镜理解世界,虽然理性地看,这种解释可能明显不正确。

贝克认为,人们从童年期开始通过生活经验建立起来的图式,是一种比较稳定的心理特征,通常不予表达,在其后的生活中继续得到修改和补充。并且人们倾向于选择与图式一致的信息,忽略无关的、不一致的信息,并依据图式理解现实,做出判断和预测事件的后果。

例如,上面那位同学通常倾向于选择性注意能证实自己核心信念的信息,忽视或削弱相反的信息,即消极信息被加工并强化核心信念,而积极信息则被贬低(变为消极信息)或完全未得到注意。他的核心信念是"我不能胜任"。当遇到消极信息时(学习计算机课程时遇到困难,阅读新文献时遇到困难),"我不能胜任"图式会被激活,并且这些消极信息强化了核心信念,使核心信念更为有力。

当他遇到与核心信念不符的积极信息时,他的自动思维会贬低这些信息(如虽然我读懂了文献,但是我比其他同学花了更多的时间),再次强化了负性核心信念。他也会忽视一些积极信息,比如他能够胜任的一些证据(如他思维的逻辑性很好)。长此以往,他的核心信念"我不能胜任"变得越来越强有力。

总的来说,核心信念具有以下特点:①在内心根深蒂固而久远,通常自己也不能清晰表达;②自认绝对真实或正确无疑;③自己会选择性注意能证实自己核心信念的信息,忽视或削弱相反信息;④长此以往以消极或自我批评的方式理解情境,并强化了核心信念。

贝克从本质上将负性的核心信念分为三类:第一类是与无能相关的那些信念;第二类是与不可爱相关的那些信念;第三类被描述为与无价值感相关的信念(表4-1)。

表4-1 核心信念

分类	内容
无能相关的核心信念	"我贫苦""我不能胜任""我陷入困境""我做事毫无效率""任何事我都做不好""我失控""我是失败者""我很无助""我没有力量""我是有缺陷的人"(例如,我比不上其他人)"我很软弱""我不够好(成就方面)""我是输家""我易受伤害""我是受害者"
不可爱相关的核心信念	"我与人不同""我不可爱""我不讨人喜欢""我真坏(所以其他人不爱我)""我不受欢迎""我是有缺陷的(所以其他人不爱我)""我没有吸引力""我不够好(所以不被他人所爱)""我必定被拒绝""我是多余的""我必定被抛弃""我被人忽视""我必定孤独"
无价值感相关的核心信念	"我不道德""我毫无价值""我很危险""我不被接受""我很坏""我有毒""我有罪""我是废物""我不配活着"

无能相关的典型核心信念通常包括:①完成某事(我没有能力、我不能胜任、任何事情我都做不好);②保护自己(我很易受伤害、软弱、没有力量、陷入困境);③成就方面(我失败了、我不合格、我是失败者)。

不可爱相关的核心信念主题通常包括不可爱、不受欢迎、没有吸引力,或者有缺陷的(不是在成就或道德方面,而是妨碍个体获得其他人持久的爱和关心的特质)。

无价值感相关的核心信念是指当事人有这类核心信念时,他们不关心他们的能力或可爱程度。他们仅仅相信他们是坏的、没有价值的,或者甚至对其他人是危险的。

三、中间信念

核心信念是信念的最根本环节,它们是全面的、牢固的和被过度概括的。自动思维是个体思想中实实在在涌现的词或想象画面(意象),具有情境相关性,并可能认为是认知中最表浅的部分。中间信念是在两者之间,是自己对核心信念的理解。中间信念包括(通常并未连接为一个整体)态度、规则和假设。例如,图4-3是 A 和同学一起去应聘一个很想加入的工作,同学被录用,自己却落榜时的认知概念化。

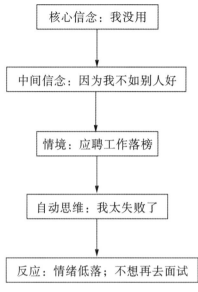

图 4-3　A 同学认知概念化

第二节 **认知概念化图表的使用**

　　从咨询一开始,咨询师就在构建认知概念化,概念化会在逻辑上将自动思维和更深层的信念联系到一起。只有当咨询师看到这个更大的图景时,才可能以一种有效且高效的方式对咨询进行引导。

　　图 4-4 中的认知概念化图表呈现了为了完成该图表咨询师要问自己的基本问题。该图表描绘了核心信念、中间信念及当前的自动思维之间的关系。它提供了一幅当事人心理问题的认知地图,有助于将当事人呈现的大量材料组织起来。

　　认知概念化图表的下半部分是一些典型的、让当事人感到烦恼的情境,以及每个情境下关键的自动思维,自动思维的含义和当事人随后的情绪和相应行为(如果有的话)。如果你没有直接问当事人自动思维的含义,你也可以对其进行假设(用问号标记),或者更好是在下一次会谈中运用箭头向下技术来揭示每个自动思维的含义。每个情境下自动思维的含义应该在逻辑上与认知概念化图表中靠近顶端的核心信念框有联系。

患者姓名：＿＿＿＿＿＿＿＿＿ 日期：＿＿＿＿＿＿＿＿＿
诊断：轴Ⅰ＿＿＿＿＿＿＿＿ 轴Ⅱ＿＿＿＿＿＿＿＿＿

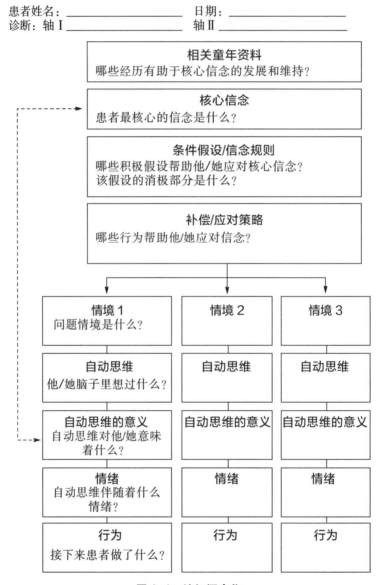

图 4-4 认知概念化

认知概念化图表的上半部分与以下问题有关：核心信念是怎样产生和得到维持的？当事人经历过的哪些生活事件（尤其是发生在童年的）可能和信念的发展与维持有关？

典型的相关童年材料包括以下这些重要事件：父母或其他家庭成员间持续或周期性的争吵；父母离异；与父母、兄弟姐妹、老师、同伴或其他人的消极互动，在这些互动中当事人感到被责备、批评或是被贬低；严重的疾病；重要他人的死亡；躯体或性虐待；其他不利的生活状况，如频繁的搬迁、经历创伤、在穷困中长大或遭受长期的歧视，等等。

相关的童年材料可能会更加细微：例如儿童感到在重要的方面不如自己的兄弟姐

妹;感到与同伴不同或被同伴贬低;感到没有实现父母、老师和他人的期望;或感到父母更喜欢其他的兄弟姐妹。这些感觉可能与实际相符也可能并不相符。

接下来咨询师可以问自己:"当事人是怎么应对痛苦的核心信念的? 当事人发展了哪些中间信念(即潜在的假设、规则和态度)?"

在"应对策略"部分,咨询师要问:"当事人发展了哪些行为策略来应对痛苦的核心信念?"注意当事人有很多假设都会将应对策略与核心信念联系起来。"如果我(使用了应对策略),那么(我的核心信念可能不会真的发生,我就还好)。然而,如果我(没有使用应对策略),那么(我的核心信念就可能会成为事实)。"

注意,大多数的应对策略是每个人常常会采用的正常行为。致使当事人痛苦的困境在于对这些策略的过度使用,而忽视了更多适应性的策略。贝克列出了一些当事人用来应对痛苦的核心信念所采用的策略(表4-2)。

表4-2 应对痛苦的核心信念的策略

痛苦的核心信念	应对策略
避免消极情绪	表现出高涨的情绪(如去吸引关注)
试图完美	故意表现得无能或无助
过于负责	回避责任
避免亲密	寻找不适当的亲密
寻求认同	避免关注
避免对质	激惹他人
试着控制情绪	把控制权让给他人
表现得像个孩子	表现得很权威
试着取悦他人	和其他人保持距离或只取悦自己

总的说来,认知概念化图表是建立在当事人呈现的资料和他们实际使用的词语上的。咨询师应该把自己的假设视作暂定的,直到这种假设被当事人证实和肯定。在咨询师收集到更多的资料时,应该不断地再评估,让图表更加完善,而你对个案的概念化一直要在当事人终止治疗时才算完成。

在每次会谈中,当咨询师用认知模式来总结当事人的经历时,可以在口头上(有时也会在一张空白的纸上)和当事人分享一部分的概念化,以此帮助他们理解目前对情境所采取的反应。但是,咨询师通常不会让当事人看自己的工作纸,因为那会让很多当事人困惑(或者,在少数情况下,他们会将图表解释为你尝试将他们"套"进表格的框框中,那么他们会感到被贬低)。

有时咨询师也会给当事人呈现关于他们困境的一个更大的图景来使当事人理解(图4-4):①他们的早期经验是怎样导致他们关于自我、世界和他人的核心信念的发展的? ②他们是怎样发展出特定的假设或生活规则来帮助他们应对痛苦的核心信念的?

③这些假设是怎样导致他们发展出也许曾经适应(或者曾经也不适应),但目前在很多情况下不再适应的特定的应对策略或行为模式的?

一些当事人在智能和感情上都做好了在治疗早期阶段去看一个更大图景的准备;而对于其他当事人,咨询师需要等待合适的时机再去呈现(尤其是对那些你没建立起良好的治疗关系的当事人,或者那些并不非常相信认知模式的当事人)。记住,任何时候呈现你对个案的概念化,你都要和当事人对概念化的每个部分进行证实、证伪或修改。

第五章 认知干预技术

本章介绍了一系列的认知技术,这些技术可用于回顾和重新评估与当事人思维和表象有关的问题。就治疗中运用的干预技术来说,一个清晰的治疗计划必须包含这些技术的使用,在向当事人介绍的时候也要说明其基本原理。

首先,当事人需要了解认知工作的原理,从根本上来说,原理依赖于当事人的个案概念化,它论证了个人思维、情感和行为之间的联系。相当明显和重要的是咨询师要帮助当事人认识到自己的想法如何影响自己的反应。

第一节 识别自动思维

一、区分情绪和思维

认知咨询师的基本任务就是协助当事人观察和记录出现在他们头脑中的思维和表象。咨询师会不难发现有的当事人会抵御这个任务,有时还报告他们没有认知或没有混淆的思维和情绪。咨询师的第一步将会是帮助当事人学会"抓住"相关的反应,区分情绪和思维,然后将它们联系起来,这样情绪才能成为认知性探索的线索。

思维和情绪的最大区别就是情绪通常能通过一个单词就表达出来——即使很粗略,然而认知则需要更冗长的描述。当事人最初往往更容易注意到情绪,而不是思维和表象。这为接近思维提供了一个有用的垫脚石。如果咨询师鼓励当事人以情绪为出发点进行探索和阐述,那么咨询师将发现认知会被不知不觉地逐渐识别出来。

消极情绪词包括悲伤、低落、孤独、不悦、焦虑、担心、害怕、恐惧、紧张、愤怒、暴怒、恼怒、烦恼、羞耻、尴尬、羞辱、内疚、失望、嫉妒、羡慕、受伤、疑虑。

二、引出自动思维

学习识别自动思维的技巧跟学习其他技巧是类似的。一些当事人和咨询师很快就能掌握。另一些人则需要较多的指导和练习来识别自动思维和图像。咨询师要问的基本问题是:"刚才你心里在想什么?"

在以下情况中,咨询师可以提出这个问题:当当事人向你描述一个困境时,这个困境常常是他在以前的会谈中也提到过的,或者当咨询师在会谈中注意到当事人转变为消极情绪,或强调了消极情绪时。

如果当事人不能回答"刚才你的脑子里有什么想法"这个问题,咨询师可以采用以下一些技术。

(1)把问题转换为陈述:当事人的思维有时会以问题的形式出现。通常是这样的反问形式:"为什么我如此愚蠢?"或者他们会问一些"如果……会怎样"形式的问题:"如果我失败了会怎样?""如果这是一个坏消息会怎样?"这种问题本身并不会引导他们重新评估和检验,因此他们需要被转述成清楚的陈述且需记录相信的程度。

因此,"我为什么这么愚蠢?"咨询师可以这样问:"你该怎样回答这个问题?"回应可能是这样的:"我为什么如此笨? 这是天生的,这就是我。我非常愚蠢。"这样,咨询师就确定了一个明确的陈述,这种陈述能进行相信程度评定,并最终受到挑战。

同样,咨询师能够利用这样的方式探究"如果……会怎样"的问题,咨询师可以问:"如果……会发生什么,结果会怎样?""对那个问题最坏的答案是什么?"典型的回答可能是:"如果我失败了,那么我将永远得不到合适的工作了,也将无法谋生了。""如果真是最坏的消息,我将无法应付了——我快崩溃了。"接着,咨询师可以更进一步探索这样的陈述以便弄清楚当事人的惧怕。

有时候当事人很不情愿回答他们自己的问题,因为对他们而言这些问题不像其背后的事实那般令人难受。这是认知和(或)情感回避的一种表现形式,所以不言而喻,咨询师应小心地揭露这种痛苦。

(2)通过表象和角色扮演来增强回忆:使用如表象和角色扮演这样的唤起性干预会很有帮助,它可以帮当事人生动地再现重要情境,以便更容易获得当时的想法。最普遍运用的技术可能就是要求当事人详细描述最近经历的一些问题的细节(或者,如果焦点是一次特别的经历,那么回忆具体事件)。询问这样的问题可以提高回忆的清晰度,诸如:"试图在你的脑海中想象一下,能向我描述一下你周围发生了什么吗,你感觉到什么,反应如何?"要求当事人描述当时的情境,是为了让他有机会捕捉到引发他的感觉的热思维。

表象的运用是一项强大的技术,但在某种情况下它具有过分的唤起性。因此,咨询师要小心谨慎地逐步开展表象技术。首先讨论使用表象技术的原因,然后训练当事人的承受力。注意避免使用第一人称;在现在时态下的回忆中,要将过去时态中的主人公描述为第三人称。然后随着当事人愈发坚强,才可逐步地回归到"此时此刻"的角色(Resick,Schnicke,1993)。当事人角色扮演也能唤起重要的情感和认知。通过角色扮演重现人际交往的场景,当事人告诉咨询师其他人说了什么,然后当事人扮演他们自己,咨询师则扮演这个互动场景里的其他人。

(3)提高情绪和生理反应,问当事人有情绪时他们是怎样感受的,是身体的哪部分在感受。

(4)引出对问题情境的详细描述。

(5)提供一个与咨询师假设的当事人实际想法相反的想法。

(6)询问这个场景对当事人的意义。

当事人:我总是顺从别人,我想按自己的想法行事,但总是做不到。

咨询师:这类事情你印象最深或者你最近的一个具体情况是怎样的呢?

当事人:比如,昨天室友要我周六下午陪她去逛街买衣服,我不想去,但又说不出口,就跟着她去了,但是心里一直都很难受。

咨询师:那天室友邀请你时,她是怎么说的?

当事人:周六下午我们去买衣服哈。

咨询师:这时你在想什么?

当事人:她跟我说话总是像给我下命令一样。

咨询师:这时你感受到什么情绪?

当事人:嗯……感到有点生气,还有害怕。

咨询师:你想怎样回应?

当事人:我想说我不想去,我想在宿舍复习。但是我不敢拒绝她,我怕她会跟别人说我很怪,她们以后就不喜欢我了,我就没朋友了。

咨询师在这段对话中,通过表象让当事人捕捉到了引发她的感觉的热思维。

三、记录思维

认知的记录如果发生在思维产生之时或将要发生之时,可能是最准确无误的。

要求当事人做记录并不只是要求他们收集一些有用的例子,也是在向他们介绍一种基本的练习技巧。我们鼓励当事人协调相关想法,置身于这些想法之外,最后,对它们进行评估。这是一个极具挑战性的任务:正如外语词汇的学习一样,要经过反复的读写练习才能牢牢地掌握,这种认知疗法的基本技巧是通过不断的练习而习得的。

通过三栏表(表5-1)记录思维,并对生理、情绪或者认知反应的程度进行等级评定,可以帮助当事人形成区分关键反应的能力,同时也提供了一种衡量变化的方法。

例如,前面的当事人说道:"昨天室友要我周六下午陪她去逛街买衣服,我不想去,但又说不出口,就跟着她去了,但是心里一直都很难受。"鼓励当事人去记录她的想法和感受。

表5-1 三栏表(识别自动思维)

情绪 你感觉到什么样的情绪?情绪强度从0分(没有)到100分(最强烈的)	自动思维 你的大脑在想什么?你在多大程度上相信这种想法?从0分(一点也不相信)到100分(绝对相信它们是真实的)
生气(50分)	她跟我说话总是像给我下命令一样(80分)
害怕(80分)	如果我拒绝她,她会疏远我(90分)

四、识别认知歪曲

当事人能够越来越娴熟地识别相关的表象和思维时,他们便能够有效地识别认知歪曲。当事人的想法通常会有一致的错误,他们的认知过程常常是有系统的消极偏差的。常见的认知歪曲如下,了解这些可以帮我们命名认知歪曲并教会当事人也这么做。

1. 全或无思维(也称非黑即白、两极化或者极端化思维) 用两分法看待事物,没有中间地带。

例:"如果我没有取得完全的成功,我就是个失败者。"

2. 灾难化(也称算命) 不考虑其他更可能的结果,而是消极地预测未来。

例:"我将十分不安,我无能为力。"

3. 去正性化或低估正性信息 毫无理由地告诉自己,正性的经历、事件、素质都不值得考虑。

例:"我做项目很好,但是并不能说我能胜任,我只不过有点运气。"

4. 情绪推理 因为感受强烈,就认为事实一定如此,忽视或低估另一面的证据。

例:"我知道在工作上我做的很多事情都不错,但是我仍然感到自己是个失败者。"

5. 贴标签 不去考虑事情可能并不会导致灾难化的结果,就给自己或他人贴上确定的且概括化的标签。

例:"我是个失败者。""他不好。"

6. 夸大或缩小 在评价自己、他人或事情时,没有理由地夸大消极面,缩小积极面。

例:"一个平庸的评价说明我有多么无能。很高的评价不意味着我聪明。"

7. 心理过滤(也称选择性提取) 将注意力过分集中在消极的信息上,而不看整体。

例:"我得到了一个不好的评价(事实上还有很多很好的评价),说明我工作做得太糟糕。"

8. 读心术 相信自己知道别人怎么想,不去考虑其他更多的可能性。

例:"他认为我不知道这个项目最首要的事。"

9. 过度概括 得出一个广泛的消极结论,结论远远超过事情本身。

例:"(因为开会时我感到不舒服)我没有交朋友所需要的素质。"

10. 个人化 相信别人表现不好是自己的原因,不去考虑其他更合理的解释。

例:"他对我粗暴,一定是因为我做了错事。"

11. "应该"和"一定"陈述(也称祈使句) 严格地、坚决地认为自己或其他人应该这么做,过高估计没达到期望的后果。

例:"犯错误很可怕,我应该总是做到最好。"

12. 管道视野 仅看到事情的消极面。

例:"我儿子的老师什么事情都做不好,他对教学苛责、麻木且糟糕。"

▶ 课堂拓展练习 ◀

学习练习1:识别自动思维

要求认知行为治疗中的另一个受训者、督导或同事帮助你练习识别自动思维。进行一系列角色扮演练习,你扮演咨询师,你的协助者扮演当事人,然后交换角色扩展使用这种技术的经验。

学习练习2:使用思维记录表

1.识别你自己生活中引发焦虑、悲伤、生气或其他不愉快情绪的一个事件或情境。

2.识别自动思维,情绪。

3.尝试用表格中的问题对自动思维进行提问。

第二节 评估、应对自动思维

一、选择重要的自动思维

当事人每天都会有成千上万的想法,有的想法功能不良,而有些则不是。在一个会谈中,咨询师只用对一些想法进行评价即可。

当事人可能是在会谈中自然产生一个自动思维(比如,"我认为没有什么能帮助我"),也可能提到过去一周中的一个自动思维;也或许报告一个他们预计将在未来产生的自动思维。接下来咨询师需要概念化这个自动思维是否是重要的、值得关注的。也就是说,这个自动思维让当事人痛苦吗? 会造成功能损伤吗? 或者常常出现吗? 如果这是一个过去一周中出现的自动思维,你可以询问:

"在什么样的情境中你有这个自动思维? 那时你多大程度相信它? 现在又有多大程度相信它?"

"它是如何影响你的情绪的? 那时情绪强度多大? 现在情绪强度多大?"

"你当时做了什么?"

你也要问自己,当事人是否可能再次出现这一想法并因此而痛苦。如果当事人不再因它而痛苦,他已经采取了有效的方式,问题得到了解决,则并不需要对这一自动思维进行讨论。

如果当事人自发叙述想法或者想法是关于未来情境的,咨询师则需要稍微改变下提问。咨询师也需要确定是否还有更加核心或者引起更大的痛苦的想法:

"(在此情境下)你脑中想到了什么？有任何想法或画面出现吗？"

"哪个想法或画面让你感到最不安？"

在一些特殊情况下，即使当事人报告了一个重要的思维，你也有可能选择不去关注它。

(1)你判断如果去处理它可能会损坏治疗关系(例如，你知道当事人有无效感)。

(2)当事人的痛苦水平太高以至于不能评估他的想法。

(3)会谈中没有足够时间来帮助当事人对想法做出有效回应。

(4)你认为去处理认知模型中的另一个因素会更加重要(例如，你可能取而代之地聚焦于解决问题情景，教当事人情绪管理技术，讨论更适应的行为反应，或者处理当事人的生理反应)。

(5)你认为引出并处理一个隐藏在自动思维之下的功能不良想法更重要。

(6)你认为讨论一个别的问题更重要。

二、用提问评估自动思维

引出一个自动思维后，确定它的重要性和引起的痛苦程度，确定伴随它的反应(情绪的、生理的、行为的)，咨询师就可以与当事人一同来评估它。大多数情况下咨询师不要去直接挑战自动思维，有3个原因：首先，咨询师常常无法预先知道当事人自动思维的歪曲程度(自动思维很少是完全错误的。通常情况下，它们包含着一些事实，咨询师得承认这些事实很重要)；其次，直接的挑战会让当事人感到没有价值；第三，挑战认知会违反认知行为疗法的基本原则，即合作的经验主义，咨询师和当事人要一同检验自动思维，检查它的有效性和效用，并发展出一个更适应的反应。

我们通常采用苏格拉底式提问帮助当事人评估想法(苏格拉底式提问的讲解详见本章第四节)。对自动思维的常用问题有：①支持这个想法的证据是什么？反对这个想法的证据是什么？②有没有别的解释或观点？③最坏会发生什么(如果我还没有想过最坏会发生什么)？如果发生了，我能如何应对？最好的结果会是什么？最现实的结果是什么？④我相信自动思维有什么影响？我改变我的想法有什么影响？⑤如果是我的朋友或者家人处于相同的情境，我会对他说什么？⑥我会做什么？要注意的是，并不是所有问题都适合每个自动思维，联系当事人自身的情况十分重要。再说，用所有这些问题，即使他们是很有逻辑的，也可能太烦琐、太费时。如果当事人认为评估过程造成太重负担，他们很可能完全不去评估他们的想法。通常咨询师仅需要在一次会谈介绍一种或几种问题即可。

1."证据"问题　自动思维常常包含着一些事实，因此当事人往往能找到支持自动思维是事实的证据(咨询师需要在一开始的时候来寻找)，但他们常找不到反对自动思维的证据，通过询问"反对这个想法的证据是什么"，引导当事人寻找。

咨询师：你对"我拒绝她，她就会跟别人说我很怪"这句话相信程度是90分，那就是说，你对这句话也有10分是不相信的。那这些不相信(也就是反对)这句话的证据是什么呢?

当事人:有一次她要我帮她下午完成一个视频作业再回家,但是那天我家里有事,我就没有帮她,当时她有点不高兴。这个事情之后她应该没有跟其他同学说什么。平常,她去买衣服也会问我意见,还找我请教作业,我上周建议一起组队去报名参加朗读竞赛,她也去了。

咨询师:这些证据说明了什么呢?

当事人:不一定因为我拒绝她,她就会跟别人说我很怪。

咨询师:现在再给这句话"我拒绝她,她就会跟别人说我很怪"的相信程度打个分,那是多少呢?

当事人:30 分吧。

2."别的解释"问题 通过提问"有没有别的解释或观点"帮助当事人找出一个合理的替代性解释。

咨询师:如果真的是这一次"我拒绝她,她就会跟别人说我很怪",还有没有其他解释呢?

当事人:一次拒绝她就会跟别人说我很怪,那也可能是她特别小气、敏感。

咨询师:你现在你再给这句话"如果我拒绝她,她就会跟别人说我很怪"的相信程度打个分,那是多少呢?

当事人:20 分。应该说是"如果我总是拒绝她,她就会跟别人说我很怪"。

3."去灾难化"问题 很多当事人预先设定了一个最糟糕的结果。如果当事人的自动思维里没有灾难化的内容,那么咨询师可以问当事人最恐惧什么。随后你还需要问他们,如果最坏的事情发生的话,他们能做些什么。当事人最强烈的恐惧常常是不现实的。你的目标是帮助他们想到更现实的结果。当然,对于一些当事人来说,做到此并不容易。你可以先问他们最好的结果会是什么,以此来帮助他们拓展想法。很可能,当事人会意识到即使最坏的事情发生他也能够承受,同时他也意识到最恐惧的事情不大可能发生。

咨询师:听起来,你担心的是如果室友不喜欢你,就会让所有同学都不喜欢你了。你就没有任何朋友了。如果真是这样,你会怎么办呢?

当事人:其实也不是完全没朋友,我还有中学到现在的好朋友,其中有两个也是在我们大学,跟我不同系。我们也会经常一起聊的。

咨询师:现在你有什么想法?

当事人:我刚才好像想得有点太可怕了。我只是希望跟我们班的同学能相处得好一些。

4."自动思维的影响"问题 通过问题"我相信自动思维有什么影响?"及"我改变我的想法有什么影响?"帮助当事人评估对扭曲的想法做出反应和不做出反应的结果。

咨询师:如果你相信"我拒绝她,她就会跟别人说我很怪"这句话,对你有什么影响?

当事人:我会很担心。

咨询师:如果你不相信"我拒绝她,她就会跟别人说我很怪"这句话,对你有什么影响?

当事人:就没那么紧张。

5."距离"问题　当事人抽离出想法,去想象如果好朋友或家人处于相同的情况,会如何去和朋友说时,常常能从中获益。

咨询师:如果你同校的那个好朋友告诉你,她从来不敢跟室友表达不想顺从,因为她怕她因此就会跟班里的同学说她很怪。你怎么劝导她?

当事人:我会跟她说,你不想去就不去呗,每个人都会有自己的想法,这有什么"怪"的呢?

6."问题解决"问题　解决问题可以用认知或者行为的方法。认知方法是让当事人记住他们对问题的反应。行为方法可以指定行为的计划。

咨询师:如果你不相信"我拒绝她,她就会跟别人说我很怪"这句话,你会怎么做?

当事人:我就会告诉她我下午想复习作业,所以不想逛街。

咨询师:你觉得她会怎样答复你?

当事人:她可能会说,逛完回来再写不行吗?

咨询师:这时你依然相信她不会因此对别人说你怪,你会怎么回答她?

当事人:我就说,要不,我先做一会儿作业,4点钟我们再去逛街,顺便吃完饭再回来?

咨询师:你觉得她会怎样回答?

当事人:估计她是会同意的。但是以前我从来没有表达过我的不同意愿。

咨询师:也就是说,室友从来不知道你也有不想跟从的时候?

当事人:是的。也许我可以先告诉她我的想法,试着跟她商量一下?

三、检验评价过程的结果

在与当事人讨论的最后一部分,咨询师需要评估当下当事人对最初自动思维的相信程度及情绪强度,通常对自动思维的相信程度要降至30%,才意味着对自动思维进行了有效的评估。

如果当事人仍然很相信自动思维,并且没有感到情绪有所好转,那么你需要寻找一下可能的原因。常见的原因有:①没有发现或评估别的、更核心的自动思维或图像;②对自动思维的评估是不合理的、肤浅的或是不充分的;③当事人没有充分地表达他相信的、支持自动思维的证据;④自动思维本身就是核心信念;⑤当事人理智上知道自动思维是歪曲的,但是在情感上仍然相信它。

> 咨询师:如果你发现因为害怕"我拒绝她,她就会跟别人说我很怪",你就从来没有表达过你的不同意愿,所以室友也就从来都不知道你是有不一样的想法的。现在你有什么感觉?
>
> 当事人:我觉得轻松一些了。
>
> 咨询师:现在你对"我拒绝她,她就会跟别人说我很怪"这句话的相信程度是多少?
>
> 当事人:50%吧。我仍然担心她真的会跟别人讲我很怪怎么办呢?
>
> 咨询师:如果她真的会跟别人讲你很怪,你有什么想法?
>
> 当事人:我会担心其他同学也会不喜欢我,疏远我。我就被孤立了。
>
> 咨询师:似乎你真正担心的是会被孤立?
>
> 当事人:是的。因为我也觉得自己很怪,总是怕做错了什么,让别人不喜欢我。

有的时候,自动思维是真实的,我们可以通过以下一些策略进行干预:①聚焦于问题解决。不是所有问题都能被解决,如果一个当事人对情境的认知是有根据的,那你可能需要看看问题是否能被解决,或者至少得到一些解决。②探查不合理的结论。即使自动思维是真的,它的含义也可能是无根据的,或者不完全有根据的,你要探索一下潜在的信念或结论。③让当事人接纳。有些问题不能被解决,也可能永远都无法解决,当事人就需要接受这一现实。如果他们对一个不能解决的问题抱着不切实际的想法或希望,希望问题能奇迹般地解决,那么他们可能会一直悲伤。同时,咨询师要帮助当事人学会:聚焦于自己的核心价值;看重那些他们生命中更值得称道的地方,以一种新的方式丰富自己的人生。

四、应对自动思维

当事人在两次会谈间需要学习更好地评价自动思维并对其做出反应。一类是他们在会谈中已经识别并评估过的自动思维,另一类是新的自动思维。对于前一类,你要确保当事人已经用笔(在纸上、治疗笔记上或者在智能手机上)或者用录音的形式记录下了健康的应对方式。后面一类教会当事人使用思维记录表来进行问题解决。

(一)应对卡

在评价完当事人的一个自动思维以后(通常是用苏格拉底式提问),你将请他们来进行总结。比如,你可以问以下问题:"你能总结一下我们刚才谈论的内容吗?""你觉得这一周你需要记住哪些重要的内容呢?""如果同样的情景再次发生,你想告诉自己怎么做?"当当事人给出一个具有说服力的总结的时候,你可以询问他们是否愿意把这些记在应对卡上(表5-2),这样在未来出现相似的自动思维的时候,他们会更好地记住这些反应。

如果能让当事人每天早上都阅读他们的应对卡,并且在需要的时候都能拿出来看一看是很理想的。当当事人一次次地演习这些反应,就易于把这些反应整合到他们的思维中去。规律地阅读这些笔记为遇到困难情景做准备,通常要比只在遇到困难情景的时候才阅读这些应对卡有效。

表5-2　应对卡(提醒卡)

情境	当室友邀请我,我不想去时
旧想法	如果我拒绝她,她就会跟别人说我很怪
新想法	我说出我的想法,并不等于我就是怪人,每个人都可以有不同的想法
新行为/应对行为	我要说出不同想法,跟室友商量

(二)思维记录表

思维记录表(thought record, TR)还有一个早期版本叫功能不良思维日常记录表(Beck 等,1979),是一种当事人感到痛苦的时候,促使当事人评价自己的自动思维的工作表(表5-3)。与仅仅回答表5-1 的问题相比,思维记录表能引出更多的信息。很多当事人会发现这个工作表会帮助他们组织自己的思维,对其做出更好的反应(然而,对于那些低功能、不喜欢写字、动机不足或者智力水平不足以让其从中获益的当事人,TR 并不是特别的有用)。你可以先跟当事人一起使用表5-1 中的问题清单,然后再向他们说明怎样把回答和其他信息写在思维记录表上。

表5-3　功能障碍性思维记录

说明:当你注意到你的情绪越来越坏时,问问自己:"现在我头脑里在想什么?"并尽快地在自动思维栏中草草记下这个思维或心理意象。

日期/时间	情境	自动思维	情绪	适合的反应	结论
	1.什么现实事情或思维倾向或白日梦或回忆导致了不愉快的情绪? 2.(如果有)你有什么痛苦的躯体感觉?	1.你的脑海里有什么思维和(或)意象? 2.当时你每一种思维相信多少?	1.当时你感觉到什么样的情绪(悲伤/焦虑/愤怒等)? 2.情绪的强烈程度如何(0～100%)?	1.(选做)你做出了什么样的认知歪曲? 2.利用最下面的问题组成一个对自动思维的反应 3.每一反应你相信多少?	1.现在你对每一自动思维相信多少? 2.现在你感觉到什么样的情绪? 这种情绪的强烈程度如何(0～100%)? 3.你将做什么(或你做了什么)?

注:帮助形成理性反应的自问。①自动思维是真的,证据是什么? 不是真的,证据是什么? ②有别的解释吗? ③可能发生的最坏情况是什么? 我能经受住它吗? 可能发生的最好情况是什么? 最现实的结局是什么? ④我相信这种自动思维的效果是什么? 什么能影响我,改变我的思维? ⑤对此我该做什么? ⑥如果_____(朋友的名字)在这种情况下并有这个思维,我会对他/她说什么?

对于一些当事人来说,分两个阶段来介绍思维记录表是比较好的。第一次会谈中,你可以教当事人填前三栏表格。如果他们在家庭作业中很好地完成了这些,你就可以教他们使用后两栏表格。

咨询师:认知行为疗法有一个特点,就是可以提供一些有用的工具,就像前边的应对卡那样,让你在生活中用来调整自己的情绪,如果你愿意,我会逐步告诉你怎么使用,你觉得可以吗?

当事人:好呀。

咨询师:(拿出表)这个表有五栏。我们先学会填前三栏,之后再学填后两栏。实际上前三栏就是我跟你在谈到你的具体问题时写过的"情境、情绪、想法及对想法的相信程度",后边两栏,就是像前边做应对卡那样是可替代的新想法及用了新想法之后的结果。我会跟你一起来填几次,直到你学会使用。今天,我们根据你这周遇到的一个你想谈的事情,一起来填前三栏,你觉得可以吗?

当事人:好的。

课堂拓展练习

练习目的:通过运用功能障碍思维记录表(五栏表)改变认知,从而改善情绪。

互动练习:两个同学一组,首先确定好扮演的角色,即咨询师和当事人。当事人讲述一件最近遇到让自己很不开心的事情,咨询师运用五栏表来改变当事人认知。

第三节 信念的识别与矫正

上一节描述了对自动思维的评估和应对。正如第四章所描述的,当事人关于自身、他人及世界更深的、通常并不清晰的观念及认识,常常会引起特定的自动思维。这些观点及认识可以分为中间信念(包括规则、态度和假设)和核心信念(对于自我、他人或世界的僵化的整体观)两类。在咨询中,咨询师也可以尽早直接对调整信念进行工作。一旦当事人改变他们的信念,他们就会更少地以适应不良的方式加工信息。

一、识别并矫正中间信念

(一)识别中间信念

咨询师可以通过以下几种方法帮助当事人识别中间信念:①识别一个被表达为自动思维的信念;②提供假设的第一部分("如果……");③直接引出一个规则或态度;④使用箭头向下技术;⑤在当事人的自动思维中寻找共同主题;⑥直接问当事人;⑦检查当事人完成的信念问卷。下面将详述这些策略。

第一,当事人可能会直接将一个信念作为自动思维清晰地表达出来,尤其是在抑郁的时候。

　　咨询师:当你发言完毕下台时脑子里想过什么?
　　当事人:我应该做得更好。我什么事都做不对。我好无能啊。(核心信念)

　　第二,通过提供假设的前半部分"如果……",咨询师也许可以引出一个完整的假设。

　　咨询师:所以你有这样的想法——"我必须整晚熬夜准备"。
　　当事人:是的。
　　咨询师:如果你不对项目演讲尽最大努力的话……?
　　当事人:那我就没有做到我所能做到的最好。我就失败了。
　　咨询师:这是不是听起来和我们之前会谈讨论过的内容有些相似? 你是不是平时就是这样看待自己的努力的,如果你不尽最大努力工作,你就会失败?
　　当事人:是的。我想是这样的。
　　咨询师:你能给我更多的例子吗? 我们来看看这个信念有多普遍。

　　第三,咨询师可以通过直接引出的方式来识别规则或态度。

　　咨询师:所以,将项目准备工作做得非常好对你来说特别重要,是吗?
　　当事人:嗯,是的。
　　咨询师:你还记得我们以前谈过"必须做得非常好"这类事吗? 你有没有关于它的规则?
　　当事人:哦……我还没想过这个……我认为不管做什么都必须做得非常好。

　　第四,采用苏格拉底式提问的另一种方法——箭头向下技术(Bums,1980)(苏格拉底式提问的讲解详见本章第四节)。这是咨询师最常用来识别中间信念或核心信念的技术。首先,咨询师识别到一个关键的自动思维,它可能直接来源于一个功能不良信念。然后问当事人,假设自动思维是真的,那么它意味着什么。一直这么做,直到咨询师发现一个或更多重要信念。问当事人一个想法对他意味着什么通常可以引出中间信念;而问当事人这个想法意味着他怎么样则通常可以揭示出核心信念。

　　咨询师:好,我们来做个总结,昨晚你学习到很晚,你在查看你的课堂笔记时想到"这些笔记毫无意义",于是你感到伤心。
　　当事人:是的。
　　咨询师:好,现在我们还没有证据来证明你的想法是对的。我想先看看我们能否弄明白,为什么这个想法会让你伤心。那么第一步,我们需要假设,如果你是对的,你的笔记毫无意义,那对你来说意味着什么?
　　当事人:意味着我在课上没有做到很好。

咨询师:好。如果你在课上做得不好是真的,那意味着什么?

当事人:我是个差生。(假设是,"如果我在学校做得不好,就意味着我是个差生")

咨询师:好,如果你是个差生,那意味着你怎么样呢?

当事人:(核心信念)我不够好。(我不胜任)

咨询师在使用箭头向下技术时,也可以变换不同的提问方式,如:"如果那是真的,会怎样?""关于……的不好之处在哪?""关于……最糟糕的地方是什么?""那意味着你是怎样的?"

咨询师:对我们来说,去理解哪部分让你最苦恼是很重要的。如果你的同学确实比你的成绩好,这意味着什么呢?

当事人:嗯,我不能接受。

咨询师:所以你才会非常苦恼,但是关于这件事情,最糟糕的地方在哪?

当事人:他们可能会瞧不起我。

咨询师:那如果他们确实瞧不起你,那不好之处在哪?

当事人:我讨厌这样。

咨询师:当然,如果发生了那样的事情你会很痛苦。但是如果他们看不起你会怎么样?

当事人:我不知道。那实在太糟了。

咨询师:如果他们看不起你,那意味着你怎么样?

当事人:意味着我很差,不像他们那么好。(假设是"如果人们看不起我,就意味着我很差"。核心信念是"我是差的")

箭头向下技术是什么时候可以停止呢?一般说来,当事人的情绪变糟,或者当事人开始用相同或相似的词语来表述信念时,说明你已经发掘出了重要的中间信念或核心信念。

咨询师:那么如果你是差的,不如他们好,意味着什么?

当事人:就意味着这样,我很差劲。

第五种识别信念的方法是在当事人跨情境的自动思维中寻找共同主题。咨询师可以问有自省能力的当事人他们是否能识别出一个经常出现的主题,或者咨询师可以做出一个有关信念的假设,让当事人对该假设的真实性进行反馈。

第六种识别信念的方法是直接问当事人。一些当事人能够轻松而明确说出他们的信念。

最后,可以要求当事人完成一个信念问卷,如功能不良态度量表(dysfunctional attitude scale)(Weissman,Beck,1978)或人格信念问卷(personality belief questionnaire)

（A. T. Beck，Beck，1991）。仔细查看那些当事人选为"非常同意"的项目可以发现有问题的信念。使用此类问卷是对上述技术的有效补充。

（二）矫正中间信念

在信念被识别后，接下来通过确认当事人相信信念的强度，以及信念影响当事人社会功能的广泛度和强度，来确定信念有多重要。然后咨询师决定是否在本次会谈中开始矫正这个信念，还是等以后的会谈再说。

中间信念虽然没有自动思维容易矫正，但还是比核心信念更有可塑性。改变一些信念可能会容易些，而很多信念则需要咨访双方共同努力一段时间才能改变。咨询师要坚持问当事人他们当前对某信念有多相信（0～100%），包括在"理性"层面及"本能"或"情感"层面，以此来估计是否需要进一步对其工作。

要把信念的相信程度降至 0，通常不可能，也不一定是所期望达到的目的。因此，咨询师需要判断什么时候该对一个信念停止工作。一般情况下，当事人对信念的相信程度低于 30% 时，或者虽然他们仍保留着一部分信念，但他们会继续矫正非适应性行为，在这些时候，信念就已经被充分削弱了。

当矫正信念的工作开始后，首先，咨询师要对当事人进行有关信念本质的笼统的教育。咨询师可以强调当事人可能有一系列潜在的信念，这些信念是习得的而不是天生的，因此是可以被修正的。其次，把规则和态度转变为假设的形式，假设要比规则和态度更容易被当事人看到认知的扭曲并对其检验。接着，咨询师在脑中建构一个更适应的新信念，并通过很多信念矫正技术来引导当事人采用该信念，这种信念矫正技术包括苏格拉底式提问，行为实验，认知连续体，理性-情感角色扮演，将他人作为参照点，像"相信新信念"一样行动，以及自我暴露。与对自动思维的标准苏格拉底式提问相比，这些技术中有一些是更具说服性的，因为有些信念非常顽固。这些技术同样可以应用于矫正核心信念。

1. 用认知连续体来矫正信念　　这个技术对矫正自动思维和反映极化思维的信念都很有用（即当事人看一些事物的方式是"全或无"）。例如当事人相信如果他不是一个优秀生，他就是个失败者。为有问题的概念建立一个认知连续体可以促进当事人对中间地带的识别。

2. 理性-情感角色扮演　　这个技术也叫点-对立（Young，1999），它通常是在咨询师尝试这章描述的其他技术失败后采用的。当当事人说在理性上他可以看到信念是功能不良的，但是在情感或直觉中依旧"感觉"该信念是对的。首先，咨询师可以告诉当事人去扮演他们想法中强烈认同功能不良信念的"情感"部分的基本原则，而咨询师则扮演"理性"部分。接下来双方互换角色。要注意的是，在两部分中咨询师和当事人都要以当事人的口吻说话，也就是说，双方说话都要使用第一人称"我"。

交换角色给了当事人一个机会，当事人可以用咨询师示范过的理性的态度去表达。咨询师要使用当事人用过的同样的情感推理和词语。咨询师使用他们自己的词语，而不再加入新的内容，这可以帮当事人对特定的问题更准确地反应。

如果当事人无法在理性角色中做出反应，咨询师既可以暂时地交换角色，也可以从扮演中出来，和当事人讨论卡在了哪一点上。和用其他任何信念矫正技术一样，咨询师要评估它的效果,以及将来针对该信念与当事人一起工作到何种程度,这可以通过让当事人在干预后去评估他们相信信念的程度来实现。

3.在信念矫正中使用他人作为参照点 当事人去考虑其他人的信念时,他们通常会和自己的功能不良信念保持心理距离。他们就可以看到,在他们相信什么对他们自己是真的,和他们更客观地相信什么对其他人是真的之间存在着不一致。

4.像相信新信念一样行动 信念的改变通常会导致行为相应的改变。反过来,行为的改变通常也会引起信念相应的改变。如果信念是很弱的,当事人可能不需要太多认知干预就可以轻易并且快速地改变目标行为。很多信念确实需要在当事人有意愿做出行为改变前进行矫正。不过,通常只需要一些信念矫正,而不是完全的信念改变。一旦当事人开始改变行为,信念就开始变得不那么顽固(这使得继续做新行为更加容易,进而进一步削弱信念,并以此形成一个正面向上的螺旋发展)。

5.行为实验检验信念 与自动思维一样,咨询师也可以帮助当事人设计行为实验来评估信念的有效性(行为实验的讲解详见本章第五节)。如果行为实验设计并实施得当的话,会比在咨询室里使用语言技术改变一个当事人的信念更加有力。

6.自我暴露 咨询师应用合适且明智的自我暴露,可以帮助当事人以不同的角度看到他们的问题或信念。当然,咨询师的自我暴露应该是真诚且相关的。

> 咨询师:你知道吗,在我读大学的时候,我在找老师寻求帮助时也遇到一些困难,因为我也认为那样会暴露自己的无知。告诉你真相吧,有几次我最终豁出去找他们帮忙,我得到了一些不同的结果。有时老师真的很好,也很乐于帮助。但也有些时候他们相当粗鲁无礼,只是告诉我重读某一章或一些材料。重点是,只是因为我不理解一些事情,并不意味着我就是不胜任的。至于那些粗鲁无礼的老师——我认为那说明有问题的是他们而不是我。(停顿)你觉得呢?

二、识别并矫正核心信念

咨询师可以使用识别中间信念同样的方法来确认当事人特定的核心信念。除箭头向下技术外,咨询师还可以寻找当事人自动思维中核心的主题,留意被表达为自动思维的核心信念,并直接引出核心信念。

咨询师可能经常在治疗早期识别当事人的核心信念,以便进行个案概念化并制订治疗计划。咨询师可能搜集有关的资料,甚至在治疗早期就试图帮助当事人评估他们的自动思维。在某些情况下,早期的评估是无效的,但是它能帮助咨询师检验当事人核心信念的强度、广度及可调整度。

> 咨询师:当你不能完成物理作业时,你头脑里在想什么?
> 当事人:我什么都做不好。这儿我不可能做好。
> 咨询师:(箭头向下技术)如果是真的,你就是什么事也做不好,你也做不好这件事,这对你意味着什么?

当事人:(核心信念)我很无能。我是这么地不胜任。

咨询师:多大程度上你相信你不胜任?

当事人:噢,100%。

咨询师:你不胜任的程度如何? 一点点,很多?

当事人:彻底地,我彻底无法胜任。

咨询师:在每个方面吗?

当事人:差不多。

咨询师:有什么证明你可以胜任的证据吗?

当事人:没有……没有,我认为没有。

咨询师:你刚才说生物课你做得还可以?

当事人:是的,但是没有我本应该做得那样好。

咨询师:事实是生物课你完成得还可以,这与你彻底无法胜任这个概念相矛盾,是吗?

当事人:不,如果我真的能胜任,我会完成得更好。

咨询师:你生活的其他方面怎么样——比如整理书包,按时上学,照顾自己……?

当事人:这些我也做得很糟糕。

咨询师:那么你无法胜任的想法也延伸到其他事情上去了?

当事人:几乎每一件事。

咨询师:好,我了解你有多相信这个想法了。我们可以回到这个场景吗? 你没有完成物理作业,产生了这个想法"我什么事也做不好,我不能完成它"。

为帮助当事人改变他们的负性核心信念,咨询师将使用前面介绍的很多技术,如苏格拉底式提问技术、检查优势与弊端、理性-情绪角色扮演、像相信新信念一样行动、行为实验检验信念、自我暴露,还有一些其他技术,如核心信念工作表、极端对比、故事和比喻、阅历测验、重建早期记忆、应对卡片。核心信念通常先在理性层面改变,尤其当咨询师使用的是理论层面的技术。当事人可能需要情感方面的技术来帮助他们在情感层面改变核心信念。

第四节　苏格拉底式提问

　　苏格拉底式提问技术一直以来被称为认知疗法的基石(Padesky,1993)。苏格拉底式方法起源于苏格拉底,他是一位生活在公元前400年左右的雅典哲学家。他终日在市集上鼓励雅典的年轻人质疑大众观点的真实性。他独特的方法在于用诘问来帮助他的学生学会总结,而不是直接传授。苏格拉底式提问在学生的能力范围之内——尽管学生也许都没意识到。因此,苏格拉底鼓励学生使用他们自己已有的知识,形成自己的观点,发现新的能实施的可能性。

在认知行为疗法中,苏格拉底式提问为咨询师和当事人提供同样的机会:揭示当事人已经知道的但是还未仔细考虑的、已经遗忘的东西。通过灵活的诘问,鼓励当事人用他们知道的东西,发现不一样的观点和解决办法,而不是让咨询师告诉他们怎么去做。

一、好的苏格拉底式提问

那么,什么问题才是好的苏格拉底式问题? 如果你做到以下两点,就算提了一个好的苏格拉底式问题:①你的当事人能回答它;②回答展现了新的观点。

一个好的问题能够让当事人关注与正讨论的话题相关的信息,这些信息也许他当时并没有注意到。这有助于澄清问题的含义,同样可以帮助当事人利用新的信息重新评估之前的结论及构建新的计划。

苏格拉底式提问有两个作用:①能有效地鼓励当事人审视情境、改变相关的态度、感觉和行为;②鼓励当事人回顾详细情况并得出自己的结论——更容易记住有说服力的结论。

二、苏格拉底式提问的应用

(一)评估和个案概念化

在鉴别与当事人困难有关的认知、影响、行为和知觉过程中,苏格拉底式对话可以详细阐述“当事人脑海里可能在想”但之前不完全承认的东西。简单的问题诸如“你感觉怎样?”或“你在想什么?”可以帮助当事人澄清和清楚地表达感觉与思想。其他有用的评估问题有:“它发生时你做了什么? 当你想到或做时对你而言意味着什么? 你第一次有这种想法时是什么时候? 你还有其他的感觉吗?”

你也可以问一些问题,以使你检查之前的个案概念化,形成新的假设,例如:“当它发生时,你感觉怎样? 当你那样感觉时脑海中在想什么? 在那么做的时候你倾向于怎么做?”这些促成进一步的探索,从而可以建立和修改假设。

(二)心理教育

在对当事人进行心理教育时,虽然通过一些说教式方法就能完成技巧的传授,例如,传授自信技巧和呼吸技术。然而,思维和感觉之间的联系及它们对动机和行为的影响,在苏格拉底式方法的协助下,能更好地被探索出来。检查这些联系的一个标准方法是鼓励当事人想象不同的想法会带来的结果。例如,咨询师可以提问:

想象一下你认为狗是危险的并且你看见了一只狗,你会想到什么? 你感觉怎样? 你会做什么? 想象一下你觉得狗很可爱并且不会伤人,你感觉怎样? 你会做什么? 它显示了思维和感觉或思维和行为之间怎样的联系?

如果有必要的话可以详细说明这项特别的技术。可以加入更深的问题,诸如“……如果你做了会怎样?”从而促使深层推测的继续,这推测可以促进对联系的进一步探索。

(三)挑战无用认知

如前面第二节所述,苏格拉底式提问是促进当事人思考现有想法或信念之外的各种可能性的理想工具,帮助构建可选择的、有关情境或事件的新观点。下面是可以用于此目标的几种类型的问题。

1.问题的后果 询问现有观点和其他观点带来的结果会引发对现有信念的利弊思考,并且为改变奠定理论基础。可以使用的问题有:①抱有此特别的信念有怎样的帮助或阻碍? ②持有此信念有何好处? ③这样看待事物会有什么不良影响? ④如果你这样看待世界,你会感觉怎样? 其他人会如何反应?

2.支持问题的证据 在对情境形成正确认识的过程中,所提出的问题,要能够引出支撑问题认知的证据;它们也可以使当事人明白"怪不得我会有这种想法",因此将自责的可能性降至最低,比如"我会这么想真愚蠢"。这样的问题包括:你有什么经历符合这种信念,什么经历让它看起来像真的一样? 为何我们中的每个人在那种时候都可能有此想法?

3.反对问题的证据和问题的其他观点 在寻找与问题认知相矛盾的证据时,咨询师须将当事人的注意力引向挑战原始信念的事件或经验上,由此逐渐削弱无用认知的作用。咨询师可以问:你有没有不是那种情况下的经历? 有没有什么似乎与那种想法格格不入? 其他人会怎么看待这种情形? 是一直都如此,还是有那么几次不同?

一旦当事人审视自己为何持有这个观点(即使可能是无用的),并发现信念中那经不住细究的部分,他们就会被这样的问题引入其他的可能性:既然你纵观了全局,你如何看待原先的担忧? 根据你刚才的描述,你认为如果发生最坏的情况会怎样?

咨询师以这种方式鼓励当事人去客观地审视情况,全面地思考呈现出来的局面。如果当事人决定成为自己的认知行为咨询师,那么这将是至关重要的训练。

(四)问题解决与制定解决方案

咨询师可以用苏格拉底式方法提升当事人认识问题的正确性,而后提升创造性,从而将其引入好的问题解决方式。例如,"那么,你到底害怕会发生什么? 你的朋友会如何处理这类困境? 假设你认为回避是你获得信心的障碍,那么你会建议朋友如何处理此类障碍?"

这可以挖掘出尽可能多的应对选择。同样,咨询师还可以用苏格拉底式方法让当事人考虑解决办法可能带来的结果,从而梳理出利与弊。而且可以促使他设计出后备或者保留的计划。例如,"如果解决办法行不通的话,那么最坏的局面是什么? 你会为此做怎样的准备? 你会如何预防它发生? 如果发生了你会怎么做?"由此咨询师可以指导当事人通过这些步骤定义问题,尽可能多地归纳解决办法,计划将解决办法付诸行动,并设计应急方案。

(五)设计行为实验

一旦当事人有了新观点,他就需要去落实并检查其有效性。所以,苏格拉底式提问引发的深刻见解需要进行行为实验。例如,治疗有恐惧症的患者,我们通常假设直面恐惧是有益的。咨询师可以依照这样的线索使用苏格拉底式方法来引出行为实验

的基本原理:

> 如果你能够继续待在那里,那么你头脑中会想到什么?
>
> 你感觉如何? 这对你来说意味着什么?
>
> 这能导出一些有助于设计行为实验的问题,诸如:我们可以如何塑造一个发生这件事的情景? 你会如何更容易地应对挑战? 你如何评估自己的成功?

这样的话,实验就能协力进行。同样,问题解决就会成为一次合作性的尝试,例如:

> 哪里可能出了问题? 最糟糕的情况是什么?
>
> 如果它发生的话,那么你该如何准备/处理? 如果它发生的话,那么你的朋友会如何准备/处理? 我们从中学到了什么?

有一点很重要,实验要尽可能衍生于治疗的内容,并且和洞察力的发展密切相关。所以,如果一位当事人得出了一个新结论,比如"如果我在那种情境下坚持住,像我曾经那样,我就能重新拾得自信",那么咨询师可以问:"你是如何得知的?"同样,通过提问,会谈中的新发现可以跟行为变化联系起来:"依据今天我们所谈论的内容,你将如何实施下一步?"

实验之后,苏格拉底式提问可促进对所发生之事的分析,突出问题和疑虑,接着重建新的概念和进一步的行为实验。

三、苏格拉底式提问的类型

(一)引导发现

有一个很常见的误解就是,人们以为有效的认知咨询师像一个圆滑的法庭律师那样,从不问自己不知道答案的问题,并且通过两三个聪明的问题,揭示"真相"。

帕蒂斯基(Padesky,1993)仔细地评述了认知疗法中的苏格拉底式问题的风格和目的。她强调,在改变想法和引导发现之间使用苏格拉底式提问存在重大区别。归纳起来,她认为那些"改变想法"的咨询师证明了当事人想法是不合逻辑的,而那些"引导发现"的咨询师揭示了新的可能的想法。她认为真诚的求知欲是达到后者的关键。

蒂斯代尔(Teasdale,1996)对帕蒂斯基的观点做出评论,他认为在心理学层面上,"改变想法"是证明某种特别的想法或含义没有意义,而"引导发现"是创造一个替代性的心理构架。因此,认知咨询师应该努力地引导发现,不仅要充满好奇还要谦虚。谦虚让我们立足于向当事人学习,而不是假设我们总是知道(或应该知道)答案。这样的话,我们就能避免陷入"改变想法"的困境。

(二)隐喻和类推法

隐喻和类推法有助于苏格拉底式提问。它们都鼓励当事人去想象一个类似的情境,这样焦点就能暂时地从个人观点中转移开来。这样一来,对个人境况的强烈情绪就会得到缓解,并且当事人可能会更具创造性的思考。要鼓励当事人创造自己的隐喻,以便他们探索更多的问题和解决办法。例如:"你说感觉脑海中就像有一个储物架,收集和储存着所有过去的伤害和背叛。如果你同样有一个收集良好关系记忆的储物架,那么会意味着什么呢?""我们该如何为积极的记忆建立一个储物架?""我们该如何确保你定期地检查那个储物架?"

检查类比法同样能促使当事人站在自己立场之外思考一个类似的情境。例如,"如果你的儿子面对类似的困境,你会如何建议他?"这样的问题能够让当事人转变到一个更充满希望和实际的观念模式中去,可以让他得出应对类似问题的新办法。诸如"朋友会如何看待这样的情境?"或者"侦探会如何着手搜集证据?"这样的问题能让当事人转变"思维",用不同的眼光看待事物。

(三)箭头向下技术

如前第三节所述,箭头向下技术是用于识别和矫正信念常用的方法。帮助当事人逐层"解剖"或分析无益和令人痛苦的认知的深层含义,使问题得以逐步深入,有助于当事人挖掘出思维或表象对个体的特殊意义。

咨询师可以用这样的问题开始一系列的询问:"你感觉如何?"或"当时你头脑里在想什么?"这类问题能够帮助当事人关注相关的认知,咨询师在询问时应该注意节奏和措辞,不要让当事人觉得在受审。同时,咨询师也要发自内心地感兴趣。

通过这些问题,咨询师和当事人可以探索出更多与特定问题相关的信念系统。这些信念接着可以用认知质疑和行为实验来进行检验。同时,也会发现更多的正性信念,诸如"总体而言,人们看上去是喜欢我的"或者"如果我努力的话,事情就能办妥";推动进步的信念,例如"那些认为自己可爱并有能力的且能够与你相处得很好的人,可能会承担极具挑战性的社会任务"。

揭开核心信念体系需要好几次会谈,有时候它不是那么容易获得的。实际上,实施有效的认知行为疗法并不总是必须揭示本质内容(或三角),有效的治疗也可以在与核心信念相联系的规则和假设的基础上展开。

四、苏格拉底式提问的步骤

帕蒂斯基(Padesky,1996)为苏格拉底式提问定义了以下4个步骤。

1.具体的询问 有结构的、能收集信息的问题,可为你关于当事人困境的假设提供信息。例如:你多久感觉到情绪低潮一次? 你多久暴饮暴食一次?

2.共情的倾听 细心,不加评论地关注当事人说的话和说话的过程。当事人通过声调或面部表情可以传达许多内容,这可以进一步影响你的假设及随后提的问题。

3.总结 反馈概要,以核实假设,澄清信息或重申观点。例如:"你说感觉抑郁有3个月,但是感觉情绪很低落已经有几年了。你刚说你很可能每晚都暴饮暴食了,但有时又不能确定是否真的那样做了。"

4.综合或分析问题 鼓励对观点或主题的解释和形成(综合),或者提炼关键信息(分析)。例如:"回顾过去几年,你的人生低谷似乎发生在与保罗分手时、凯伦诞生后及觉得婚姻不幸福时。有没有什么能将这些事联系起来?"(综合)或是"尽管暴饮暴食会发生在很多情境下,但你觉得哪天晚上欲望最强烈?"(分析)

苏格拉底式提问可以帮当事人尽可能广泛地检阅相关证据。保持好奇心,不要太拘泥于假设,不断问"还有其他的吗?"这样才能纵观"全局"。如果被死板的期望束缚住,你就有可能在没有搜集到足够的信息时就结束了咨询。

下面是一个例子。儿子临近中考,但最近常常出现周末不能完成作业,月考成绩下降,妈妈感到非常焦虑。想带儿子来求助,然而儿子不愿意来,妈妈独自前来,希望找到解决办法。

咨询师用一种探索式的询问追踪了几个焦点问题:

> 咨询师:看来我们需要谈论帮助孩子能够及时完成作业的办法。现在,我想了解孩子成绩下降,您担心的中考结果是什么呢?
> 求助者:就是考不上理想的高中呀。
> 咨询师:儿子不能考上理想的高中,对于您来说意味着什么呢?
> 求助者:我会非常内疚没有教育好孩子……因为我妈妈一直在说我不应该当全职妈妈,如果我没教育好孩子,就证实了我又做错了。从小父母就总是否定我。

咨询师在这段对话中通过苏格拉底式提问,帮当事人更广泛地检阅相关证据纵观"全局",觉察自己除了担心孩子不能顺利中考,也担心自己再次遭到父母的否定。

最终,当事人必须成为苏格拉底和他的学生。他们需置身事外,评论并建立新的观点。要学会这一点,一个宝贵的帮手是每日思维记录(daily thought record,DTR)(见第三节)。对关键事件的记录可以引导当事人完成确认关键情绪/认知、探索认知的正确性以及归纳新观点等各个阶段。经过练习,这一过程就会习惯成自然。

第五节 行为实验

前面讲到的苏格拉底式提问主要用于探究认知、扩大当事人考虑证据的范围。行为实验可以使这个作用得到进一步升华,它不再局限于口头的讨论,而是通过行动和观察探究信念,而且它还能帮当事人找到新的证据。因此,行为实验通常紧随口头讨论之后。在会谈中探究了某一个特殊的消极认知,形成新观点之后,行为实验将检验和加固这些结论。它能够帮当事人收集到更有力的证据,判别到底是最初的消极认知,还是新认知更能够对情况产生好的(最准确或是最有益)认识。

一、行为实验的概念

行为实验是有计划的经验活动,它基于实验研究和观察,由当事人在会谈中或两次会谈间进行。他们的构思直接来源于相关问题的概念化,其主要目的在于获得可能有用的新信息：①检验当事人关于自我、他人及世界的现有想法的正确性；②建构和（或）检验新的、更合适的想法；③有助于认知概念化的发展和核实（Bennett-Levy 等，2004）。

行为实验和其他科学实验一样，目的在于创造证据，以便帮助咨询师判别哪种假设能得到最有力的支持。不同之处是，认知行为疗法中行为实验的目的并不是检验科学原理，它搜集证据是为了检验由当事人的无益认知推导出的预言或者检验认知程式中的元素。

> 咨询师：如果你发现因为害怕"我拒绝她，她就会跟别人说我很怪"，从来没有表达过你的不同意愿，所以室友也就从来都不知道你是有不一样的想法的。现在你有什么想法？
> 当事人：我在想，实际上我也不确定她是否会跟别人说我怪。
> 咨询师：你认为别人会觉得你怪吗？
> 当事人：是的。因为我也觉得自己很怪，总是怕做错了什么。我看别人就不会总是这样。
> 咨询师：你是怎么知道别人看你是怪的呢？
> 当事人：我觉得是的。
> 咨询师：我们来设计一个实验，证实一下别人是不是看你是"怪的"，你愿意吗？
> 当事人：怎么设计呀？
> 咨询师：我先了解你认为在哪些场合觉得别人看自己是很怪的，然后我们挑一个情境，一起来设计一个检验你的感觉跟事实是否符合的方案，你觉得可以吗？
> 当事人：可以。

二、行为实验与行为疗法的比较

行为实验是认知行为疗法的行为部分派生出来的，一些行为实验看上去像传统的行为疗法，诸如让个体亲历暴露于唤起焦虑的情境。然而，重要的是行为实验的目的和有关的概念架构不同于传统行为疗法。

行为疗法中的行为实验是将人们暴露在唤醒焦虑的刺激中，当他们逐步习惯这种情景时焦虑反应就会逐渐消失。与这个模式相反，认知行为疗法中的行为实验是典型的认知策略，旨在生成信息和（或）检验信念，而不是促进焦虑反应的习惯化。例如，我们在考虑如何治疗患有广场恐惧症和超市恐慌症的当事人时，传统的行为疗法和认知行为疗法可能都认为让当事人逛超市会有帮助，但是运用此策略之后的目的及思考（由此而确切遵循的程序）就完全不同了。

行为暴露针对的是希望对超市习得新反应的人，其中包括在超市中停留足够长的时间（反复充分暴露）以达到焦虑消失的目的。无须特别注意思维或信念，唯一必须思考的问题就是当事人长时间克服回避，直到焦虑反应消失殆尽。为了加快进程，暴露通常分阶段进行，即确立逐渐上升的焦虑等级水平，竭力保证他在每一个等级水平上不太焦虑（尽管有一种方法叫作冲击疗法，当事人在一开始就被暴露在唤起高度恐慌的情境中）。

如果使用认知行为疗法中的行为实验,逛超市时要对有关可能发生的事的消极预期形成认知性理解。逛超市的首要目的在于通过观察他们所害怕的事情是否真正发生了来检验这些负性信念:他真的神志不清了/死了/昏倒了吗,或者任何其他的可能?尽管焦虑水平理所当然是临床中的重要关注点,但行为实验将不会予以特别的关注——除非焦虑是他的负性信念的一部分(例如,"如果我变得非常焦虑,那么我将失去控制并且发疯")。在后一种情况中,对一个很好的行为实验来说高度焦虑实际上可能很重要。因此,尽管以渐进的方式处理这一问题在临床方面是必要的,但对于一个行为实验来说,渐进和反复暴露都不重要:问题的核心仅仅是尽可能彻底且令人信服地检测咨询师的思维和信念,有时一个行为实验就能完成。

认知行为疗法中行为实验的优势之一是它提供了一种方法,用它可以解决口头干预中普遍存在的一个问题,即当事人产生这样的反应,"从理智上看,我知道这是更合理的看待方式,但我还是感觉我的负性思维才是真实的"。行为实验是通过行动来检验思维和信念,而不仅仅凭借语言,这样能帮咨询师形成一种更多"内心感受"的学习。行为实验几乎对所有心理问题都有帮助,而暴露则只关注焦虑问题。

三、行为实验的类型

1. 假设检验式实验与发现式实验 假设检验式实验可能与传统科学实验最为接近。在这种实验的过程中,我们可以从一个假设开始,也可以从两个相对明确的假设——通常叫作理论 A 和理论 B——开始。理论 A 是当事人最初的信念或解释,比如:"别人总是盯着我,因为我看起来很奇怪。"理论 B 是新的可替代的信念,它通常建立在认知行为疗法概念化的基础上或者可能产生于咨询师与当事人的认知行为治疗会谈中,比如:"由于好奇心的驱使,人们会观察进房间的每个人——我没什么特别的。"如果咨询师能清晰合理地阐述至少一条假设,行为实验就有了必要条件,其实验过程就是为这些假设寻找证据。

假设检验式实验是最常见也是最有用的方法,但是当事人有时不能提供明确的假设,或者因为他们还不能确切地表达自己的负面认知,或者因为他们想不到一个可替代项。这种情况下发现式实验可能更有用,它以一种开放式思维的方式探索"如果我做了某事会有什么后果"。例如:"如果我更多地向别人袒露自己会怎么样呢?我会有什么感觉?他们会有什么反应?也许我会发现……"

2. 活动式实验与观察式实验 在活动式实验中,当事人是积极参与者,他们外出并积极行动,最终得到信息——通常是一些与他们平时的行为不同的信息。

在观察式实验中,当事人观察事件或收集可用的证据而不是主动做一些不同的事情。观察式实验包含咨询师示范,实验中当事人观察咨询师做一些事,使当事人可以在不太"冒险"的情况下观察到事情的发生。

例如,一个担心在超市失控的当事人可能会发现观察事情的发生过程会很有帮助。在确定了他的消极预测后,咨询师可以和他一起去超市,接着咨询师假装神志失去控制,当事人可以观察发生的真实情况。

还有许多其他信息搜集的可行方法。一个有社交恐惧症的当事人总是担心自己的话题没有价值或不够睿智。他发现观察别人的谈话过程对他来说十分有用,因为他会意识到大部分日常谈话其实都相当无聊,不一定总是包含着意义重大的话题或深邃的思想。

当事人从网上或书本里搜集信息也可能有用。一位有幽闭恐惧症的当事人从网络获取了相当详细的信息。封闭空间中窒息的危险性,其中包括一个人在密闭空间能活多久的估计。

四、行为实验的设计与实施

(一)计划

周密的计划是大部分成功的行为实验的重要开端,下面是一些关键的组成部分。

1. 确定实验目的(检验什么认知? 并评估)

首先,确保咨询师和当事人清楚地了解实验的目的和基本原理,以便合作制订出实验计划。不能在一次会谈的最后两分钟才由咨询师单方面制订出行为实验,也不能仅因为治疗草案需要而制订行为实验,它们应该产生于疗程的需要,作为推动治疗进程的一种合理途径。记住,有必要让当事人思考行为实验和家庭作业,"你认为从现在到下次治疗之前你应该做些什么来贯彻我们今天讨论的内容?"

其次,对于假设检验实验,应花时间搞清楚要检验的有关认知及当事人对于即将发生的事情的消极预期。这一步骤十分关键,因为针对定义不清的认知所做的行为实验很难取得好的效果。例如,当事人害怕在没有安全行为的情况下接近某个特殊的情境,而他的初步预测十分模糊——比如"那太可怕了"之类的。在这种定义不明的情况下,咨询师不可能检验这条推测。更好的办法通常是让当事人提出一个清楚的预测,比如"我会失去控制"或者"别人会嘲笑我的",这样一些预测可区分需检验的信念和可替代的信念,可成为清晰的标准,当事人和咨询师能据此准确判断事情是否真的发生了。

最后,对认知进行清晰的定义,并可用从 0 ~ 100%(0 为一点也不,100% 为完全肯定)的数值度量当事人的相信程度,这样可提供一个基准线以衡量产生的任何变化。

2. 选择最佳实验类型、具体设计细节(尽可能不会失败) 选择最佳的实验类型去检验这个认知,比如活动式实验或者观察式实验。这取决于当事人在转变思维方式这一方面已达到的水平及实验对他的危险性。观察式行为实验通常来说危险性较低,因而可先于活动式行为实验。

设计行为实验,使其尽可能不会失败,即无论发生什么,当事人都能收集到一定的信息。消极预期未得到证实在某种程度上意味着行为实验起作用了,这时行为实验就是有用的;但是,同样,如果部分消极预期得到了巩固,我们仍可以从中获取某种信息,并由此思考情况发生的原因,从而促进更有成效的探索和新的行为实验。

3. 对结果持开明的态度(咨询师避免成为"先知") 应对行为实验的结果采取真正开明的态度。咨询师在实施行为实验时不要暗示当事人你已经很确定地知道即将发生的事。如果行为实验未得到咨询师预期的结果,那么当事人可能会对咨询师失去信心,同时认为自己也是个失败者。最好是保持真诚的好奇:"我真不能肯定会发生什么,但也许不会像你担心的那么糟,去试试看?"

4.准备好预案 试着和当事人共同预测可能出现的困难和错误,寻找应对这些挫折的策略,并进行练习。如果咨询师的行为实验中包含他人反应,就需考虑如果当事人确实得到消极反应,那么当事人将会怎么做。如果行为实验中让一个患广场恐惧症的人独自去超市,就要考虑当事人若真的惊恐发作他该如何处理。如果咨询师事先就考虑到这些问题,行为实验就更可能有益。

5.识别并避免安全行为 除了遵循以上内容,还不能忽略自发性的行为实验的潜力,它们可能由发生在会谈中的某件事引发。比如,在与一位担心心脏问题的人讨论安全措施(比如避免劳累)的效果时,可以提议当场做个实验——例如沿着楼梯上下跑几趟,看看会发生什么。有时候,当事人会更愿意当场受到激励后去尝试某事,而如果当事人已经为那事担心了一周他将不会愿意去做。显然,行为实验要小心翼翼地开展,也必须让当事人知道若不愿意可以拒绝,但是实验会带来显著效果。

(二)实施

实验可由当事人单独完成,如将它作为家庭作业,也可与咨询师一起完成——在会谈或者外部真实世界当中。后者亲历实验可能十分有用,不仅因为咨询师可以在一旁支持鼓励当事人,还因为这个过程可为你提供深入了解问题的宝贵机会,亲历实验中,通常会浮现出之前不知道的想法、信念、安全行为等。如果咨询师陪伴着当事人,那么会得到许多能促进治疗成功的信息。

如果当事人独自进行,咨询师要鼓励当事人全身心投入实验情境中,而不是仅仅"完成这些行为"。当事人需要了解,如果一个行为实验没有令他觉得紧张(比如由于分心或没有真正尽力),行为实验效果就可能会不好。

咨询师和当事人需要持续监控他的思维和情绪,以察觉任何变化(无论是好的还是不好的),同时也可确保行为实验沿着正确的方向行进。比如,当事人在行为实验过程中感觉不到任何不适是非正常现象;如果当事人完全不受影响,那么就有必要检查当事人是否有巧妙的回避,或者履行了安全行为。另一方面,若在行为实验过程中当事人的思维或情绪没有任何积极的变化,那么这可能表明当事人的认知并未受到触碰,这时就得考虑加深程度或者采取其他措施。

综上所述,行为实验就其性质来说存在某种程度的不可预测性,它可能会发生意想不到的事情。所以,咨询师和当事人要随机应变,随时准备好应对意外。

(三)实验之后

为了能充分利用行为实验,花点时间去"总结"并帮助当事人反思所发生的事情是十分重要的。

首先,咨询师要和当事人一起梳理实际发生的事情。他当时在想些什么?他感觉到什么?事情是否如他预想的那样发展还是有什么重大不同?如果有,那区别是什么?他是否仍在采取安全行为来阻止意外后果的发生?(如果是,减少或取消安全行为再做一次行为实验十分必要)

其次,协助当事人思考行为实验的意义也十分重要。这会告诉当事人一些以前不知道的(关于他自己、他人或者外部世界的)什么信息?他如何理解所发生的事?这些事对未来怎么处理相似的情况是否有一些影响?需不需要做更进一步的行为实验来帮他扩展和概括自己得出的结论?最后,当事人是否重新评估了自己的信念,从而使咨询师能察觉出其中的变化?

这种实验后的思考能帮助当事人从实验中得到最大收获,也减轻了由于贬低实验结果而重蹈覆辙的危险。

(四)行为实验记录表

本章末附有一张行为实验记录表(表5-4),咨询师将发现记录计划和实施行为实验对咨询师本人和当事人均有帮助。

例如:昨天在教学楼走廊遇到老师,我跟她点头打招呼,她没理我,她一定是对我有不好的看法了。我很担心,所以我就在老师出现时,尽量绕路走,避开她。

表5-4　行为实验记录表

日期	目标认知	实验	预测	结果	我学到了什么
	1. 你检验的是哪些思维/假设/信念? 2. 是否有可替代观点? 3. 评估上述认知的相信程度(0~100%)	设计一个实验检验认知: 例如:面对一个你平时回避情境/放弃预防措施/采用一种新的行为方式等	你预测会发生什么?	1. 确实发生了什么? 2. 你观察到了什么? 3. 如何使其符合你预测到的结果? 4. 是否需要修正? 5. 如何进行修正?	1. 对于你最初的假设/信念意味着什么? 2. 你目前信任它的程度(0~100%) 3. 它需要修正吗? 4. 如何修正?
	1. 老师对我有看法了(90%) 2. 老师当时没注意到我(50%)	1. 看到老师出现时,照常迎面走 2. 不绕路 3. 再次跟老师点头打招呼	老师仍然不理我	1. 老师跟我打招呼了 2. 我背后说老师的坏话、我不完成老师交给的任务、我总是躲避老师…… 3. 是 4. 老师没跟我打招呼不等于就是对我有看法	1. 我总担心老师对我不满意,不自信,认为我不够好 2. 50% 3. 需要 4. 收集更多证明我并不比别人差的证据

第六章 行为干预技术

所有的学习理论都提出:行为(behavior,B)受它的背景控制,即其前因(antecedent,A)和结果(consequence,C)。行为包括自主的行为(如离开房间)、非自主和自动的行为(如心率),以及想法和情绪反应。前因是发生在一个行为或一组行为之前的事件,并且会暗示或引发那些行为。结果是跟着行为的一个事件或一些事件。前因、行为和结果都可以是内部的(如想法、情绪体验)或是外部的(如躯体攻击)。

一、操作条件反射理论:当结果控制行为

操作是受其结果控制的行为。在操作模型中,行为是受行为之后发生的事情控制的。因此,正如 D. L. Watson 和 Tharp(2002)的陈述,"通过操作行为,我们行动、发挥作用,并对自己和环境产生影响,通过影响(结果),环境再一次作用于我们"。Kazdin(2001)指出"日常生活中的大多数行为都是操作"。出于这个原因,对于咨询师来说,深刻理解操作条件反射的原理是必不可少的,因为他们的工作是帮助当事人改变行为。

操作服务于功能。常见的功能包括从别人那里得到注意、帮助或认可;逃避痛苦或厌恶的情绪或生理状态;逃避生活中难以忍受或繁重的情况。当然,某个行为起到一定的作用并不意味着个体是在有目地做出这种行为来达到这个功能。更可能的是,他不是故意的。个体通常没有注意到,结果在控制着他们的行为。

(一)正强化与负强化

强化是使行为再次出现的概率增加。有两种类型的强化:正强化和负强化。正强化是发生一个事件(如收到薪水),从而导致在其之前的行为(如工作)的发生概率增加。负强化是消除一个事件(如减少焦虑),从而导致之前的行为(如有社交焦虑的人离开社交场合)的发生概率增加。积极和消极的强化都导致行为增加。然而,负强化涉及引起痛苦情绪的厌恶刺激或事件的存在。出于这个原因,当可以选择时,正强化比负强化更适合作为增加期望行为概率的策略。

强化物是按功能来定义的。咨询师不能假定行为或事件对当事人有强化作用,尽管

对于咨询师来说它们是有强化作用的,或者它们在逻辑上应该是有强化作用的。例如,有些个体认为,自我伤害行为,如割或烧是有(负)强化作用的,因为它们减少痛苦的唤起。咨询师如果不了解问题行为的功能,就不太可能有效地治疗它。

通常,要确定对某人来说什么行为对他具有强化作用,最好的方式是观察。普雷马克(Premack,1965)认为,当行为被自由选择时,一个人经常选择的行为比那些不经常选择的行为更具强化作用。以下是一些强化的规律。

1. 为了有效地控制行为,结果必须与行为相倚 为了对行为产生影响,结果必须是相倚的(即出现某行为时,结果可能发生;该行为缺失时,结果就不可能发生)。如果无论行为是否出现,结果都很可能发生,那么行为将不受结果的控制。

2. 由间断性结果控制的行为比总是伴随着结果的行为更能抵制消退 如果个体习惯了出现行为时只在某些时候受到强化,那么当强化物消失时,相比于他们习惯行为每次都受到强化,其行为将继续出现更长时间。间断性强化在各种情形下都能使反应持续更久的概念,具有多种临床意义。举例来说,一旦当事人开始做治疗的家庭作业,如果咨询师只在某些治疗会谈中检查他的作业完成情况,而不是在所有治疗会谈中都检查,那么当咨询师停止检查作业时,前一种情况下当事人的作业行为会持续更长时间。这也意味着咨询师在向新的当事人教授行为(如坚决主张)时应该小心。最初,为了使新的行为进行下去,咨询师必须每次都强化新行为。但后来,咨询师应顺利地转到间断性强化上,那与当事人在治疗外的环境更像,可以确保那种行为泛化到以及强到能避免消退。

3. 当结果立即出现时,它对行为有更多的控制 这一原理在思考治疗会谈本身时会特别有帮助,因为当事人和咨询师是连续地随着时间相互影响。例如,假设咨询师提出一个问题,它让当事人有羞耻感和想逃避,那么当咨询师问这个问题时,当事人会脸红,表现出不舒服,并转移话题。如果咨询师同意转移话题(即消除令人不舒服的相倚事件),那么将来再次提及该话题时,当事人会变得更有可能试着逃避。同时,咨询师也得到了塑造。咨询师问了一个问题,并遇到了一个不快的相倚事件:当事人看起来不舒服。然后当咨询师改变话题时,当事人看起来更舒服了。在这个结果中,当当事人表现不舒服时,治疗者改变话题的行为被负强化了。

4. 自然的结果比人为的好 认可和关注是自然的结果(在世界里是自然发生),并且当由咨询师给予时,它们对当事人来说通常是(但并非总是如此)强化。这一点可以重复并以多种方式使用。例如,对于希望强化的当事人行为,比如坚决主张适当的请求,咨询师可以迅速而温暖地做出反应。对治疗者希望当事人消退的行为,如敌对的言论、被动或责备他人,咨询师可以较少反应。自然的结果能促进学习行为泛化到其他情境,所以比人为的好。

5. 塑造是通过相继地奖励接近的行为来发展一种新行为 我们中的许多人不能有效地管理自己的行为,因为我们不了解塑造。我们设置的门槛太高,然后失败、放弃(行为被消退)。比如,一位希望重新开始慢跑的人,提出了下周每天慢跑的计划,尽管他已经好几个月没有跑步,甚至不记得跑鞋放在哪里。塑造的概念提示,如果他设定的目标不是他坚持每天慢跑,而是先找到他的鞋和慢跑一次,他将更有可能实现目标。

6. 个人通常没注意到影响他们行为的偶然性事件 我们通常不知道控制我们行为

的相倚性事件。事实上,咨询师很容易无意中强化当事人的适应不良,甚至有害行为。咨询师还可能无意中消退或惩罚当事人的适应性行为。因此,在当事人和咨询师相互作用时意识到这一点,并深刻理解操作条件反射作用的原理,是有效率的心理咨询师的重要工具。

(二)消退与惩罚

当先前被强化的反应不再跟着强化物时,就会发生消退。咨询师可以使用消退(也叫作消除)来策略性地消除适应不良行为。粗心大意可能导致适应性行为的无意消退。例如,咨询师会因为忘记检查治疗家庭作业而无意中让当事人的写作业行为发生了消退。

使用消退时,必须注意消退爆发和自发恢复的现象。消退爆发指问题行为的重现,它通常以更强烈的形式出现,这可能在消退发生后不久,常在行为开始减少但完全停止之前出现。自发恢复指的是,在行为消退后不久重新出现,通常是较弱的形式。当消退爆发和自发恢复时,重要的是不要奖励行为。这样做的话,就将行为放在了间断性强化程序里,使它们比之前更难消退。

消退通常会产生不愉快的情感副作用,像沮丧和愤怒。请注意,如果你去医生办公室预约却发现办公室关闭,或者你经常使用的自动取款机出故障了,你会有什么感觉。当事人可能需要额外的支持才能成功地通过消退的过程。

惩罚是在反应之后呈现或撤掉一个事件来减少该反应再次发生的概率。惩罚的结果可以被用来停止不受欢迎的行为。惩罚的优势在于它能产生直接的结果,而消退通常需要更多的时间。在必须立即停止一种危险行为时,惩罚是有效手段。然而,惩罚常常会引起焦虑、混乱和怨恨,所以最好谨慎使用。

消退一个行为最有效的方法是,在使用消退和惩罚的同时,对与目标行为有着相同功能但不兼容的行为进行强化。咨询师可以设计干预方法来教授和强化可选的、更适应的、功能完全相同的行为。出于这个原因,认知行为咨询师经常教他们的当事人新技能(行为)。然而在教一个新技能之前,重要的是要进行仔细的评估,以确定当事人是否缺乏技能,或者是否有技能但没有表现出来。如果当事人没有技能,咨询师可能需要教他。如果当事人有技能,但没表现出来、咨询师将致力于识别和克服那些妨碍表现出来的障碍。

(三)改变前因

根据定义,操作是由结果控制的。但大多数操作性行为最终也被前因引导或约束。有机体不仅学习什么行为会带来奖励的结果,而且也学习什么情境或刺激会提示有可能会有奖励。辨别刺激是那些提示某种反应将得到强化的前因或刺激。例如,当事人知道在预约时间到咨询师的办公室,因为与咨询师会面的强化仅在那个时间和那个地点才能得到。

如果行为发生的概率取决于刺激的存在,那么行为就被认为受刺激控制。例如,一个同学发现自己在宿舍吃东西、看电脑,而没在读书。于是通过控制刺激,他每天从早上9点到下午3点都待在图书馆里,因此写作行为大量增加。与在公寓里相比,图书馆里能分散他注意力的活动减少了。许多问题行为(包括自我伤害和物质使用)的治疗,通常包括修改它们的前因,提高对这些行为的控制。

二、经典条件反射理论:当前因控制行为

条件反射,也称作巴甫洛夫条件反射或经典条件反射,这是一种学习类型,通过将中性刺激与能形成反射性反应的无条件刺激进行配对产生。经过重复配对后,中性刺激能引起类似的反射性反应。经典条件反射,最初出自巴甫洛夫的工作。在他著名的狗的实验里,巴甫洛夫将食物(能自动地引发唾液分泌)与铃声反复配对,直到单独出现铃声而不出现食物时,狗也分泌唾液。在行为主义的术语中,食物是非条件刺激(unconditioned stimulus,UCS),狗分泌唾液是非条件反射(unconditioned response,UCR)。铃声在开始时是中性刺激,不引起反应,但是经过与食物反复配对后,它变成条件刺激(conditioned stimulus,CS),能引发唾液分泌,唾液分泌的反应对铃声来说是条件反射(conditioned response,CR)。

巴甫洛夫研究的虽然是狗的唾液分泌反应,但经典性条件学习在人类的日常生活中也十分常见。如望梅止渴、谈虎色变等。因此原本并不引起有机体反应的中性刺激,由于在过去曾反复与能够引起有机体反应的无条件刺激相伴出现,因而变成了预示无条件刺激到来的信号,所以也能引起有机体的反应。

"小艾伯特"实验检验了条件反射对获得性恐惧的假设。当两岁的小艾伯特与白鼠(条件刺激)玩的时候,华生和雷纳(Watson 和 Ravner,1920)突然发出大的声音(非条件刺激)。小艾伯特对声音出现了恐惧反应(非条件反射),然后对白鼠也出现了焦虑症状(条件反射)。条件反射也可以解释,癌症当事人经历过化疗(非条件刺激)后的恶心(非条件反射)后,当他们暴露于化疗前所呈现的刺激(条件刺激)时,包括化疗中心的等候室,也会出现恶心(条件反射)。

(一)行为获得与消退

条件作用是通过条件刺激与无条件刺激(或已经条件化了的刺激)相匹配,从而使个体学会对条件刺激做出条件反应的过程而建立起来的。

为了获得条件反射,一方面,条件刺激和无条件刺激(或已经条件化了的刺激)必须同时或近于同时呈现,间隔太久则难以建立联系;另一方面,条件刺激作为无条件刺激(或已经条件化了的刺激)出现的信号,必须先于无条件刺激(或已经条件化了的刺激)而呈现,否则也将难以建立联系。因此,伴随条件刺激的呈现给予无条件刺激(或已经条件化了的刺激),是条件反射形成的基本条件。在这里,无条件刺激(或已经条件化了的刺激)实质上起到是强化物的作用。

在条件反射建立以后,如果条件刺激重复出现多次而没有无条件刺激(或已经条件化了的刺激)相伴随,则条件反射会变得越来越弱,并最终消失。这就是所谓消退。这一概念说明:如果一个不良行为得以维持,个体环境中一定存在使之得以维持的强化物;为了消退个体的不良行为,可以改变环境变量,使之不再包含强化不良行为的刺激条件。

(二)刺激泛化与分化

人和动物一旦学会对某一特定的条件刺激做出条件反应以后,其他与该条件刺激相

类似的刺激也能诱发其条件反应。这就是刺激泛化。例如,曾经被一条大狗咬过的人,看见非常小的狗也可能产生恐惧。俗话说"一朝被蛇咬,十年怕井绳",也是泛化的表现。临床症状上许多恐惧症都有泛化的情形。例如,一位妇女可能由一次外出偶然受惊,而逐渐演变为害怕 切公共场所,并可能形成广场恐惧症。泛化可能是许多病态行为症状得以维持和发展的原因。

所谓刺激分化,指的是通过选择性强化和消退,使有机体学会对条件刺激和与条件刺激相类似的刺激做出不同反应的一种条件作用过程。分化是与泛化相对的过程。在泛化发生后,如果继续进行条件作用训练,但只对特定条件刺激予以强化,而对类似刺激不予强化,就会导致有机体抑制泛化反应,只对特定条件制激发生反应,这就是分化。分化意味着有机体逐渐能够分辨刺激物之间的差异。

刺激泛化和刺激分化是互补的过程。泛化是对事物相似性的反应,分化则是对事物差异的反应。泛化能使我们的学习从一种情境迁移到另一种情境,而分化则能使我们对不同的情境做出不同的恰当反应,从而避免盲目行动。

(三)经典条件反射的原理

(1)配对的次数越多,条件刺激越可能诱发条件反射。

(2)如果条件刺激总是与无条件刺激配对,那么相比配对频率更少的情况。前者更容易引起条件反射。

(3)如果非条件刺激或条件刺激或者两者都是强烈的,那么条件化发生得更强烈和更快速。

(4)如果条件刺激比非条件刺激领先半秒,则最有可能发生条件化;如果条件刺激和非条件刺激之间的延迟大于半秒或顺序相反,则不太可能形成条件化。

(5)条件反射通常是无意识的。人类可以学会将恐惧与他们没有意识到的刺激相关联。这一事实可以解释,为什么恐惧症当事人经常不能报告条件化事件。它也可以解释,情绪反应似乎是"出乎意料"的,它们可能是对意识之外的细微刺激的条件化情绪反应。

(6)某些刺激比其他刺激更容易配对。条件化不仅仅是接近性的问题。进化假说解释了,为什么人类更容易对高度和小动物(如蛇、蜘蛛)发展出恐惧症(它被概念化为习得的恐惧反应),这是因为它们对我们早期的祖先构成了危险,而花朵没有,甚至对我们现在有危险的电插座和牙医椅之类的物品对我们的祖先来说也不危险。

(7)去条件化是消除条件反射的一种方法,其方法是将条件刺激和某种能产生新反应的非条件刺激配对,使新反应与旧反应不相容。

(8)当反复呈现条件刺激都没有伴随非条件刺激时,发生消退。先前被强化的反应不再被强化时,就会出现消退。例如,一个女性在大学礼堂里被强奸了,这导致她害怕礼堂。如果她强迫自己多次去礼堂而没有被强奸,那么礼堂将不再导致恐惧反应。这一原则促使治疗焦虑症的暴露疗法的发展。

(9)当条件刺激1已被条件化到非条件刺激了,再将其与条件刺激2配对时,条件刺激2会引起类似于条件刺激1引起的条件反射,此时发生了更高等级的条件化。

(10)刺激的泛化是一种习得性反应从学习到的情境迁移到了其他情境。刺激泛化是这样一种现象:与非条件刺激类似的相关刺激也引起了条件反射的现象。事实上,条件化常常是无意识的,并且可能涉及更高等级的条件化和刺激泛化,这可能导致复杂和意想不到的情绪反应,难以预测和解释。因此,患有创伤后应激障碍症状的当事人可能会经历"突然"的恐惧反应,这反映出,可能存在他们所没有觉察的更高等级的条件化,例如银色汽车保险杠上的一个特定闪光与他们被抢劫时看到的那个相似。

三、观察学习

班杜拉(1977)将观察学习(也称替代性学习)定义为,人们通过观察他人的行为及行为的后果而间接进行的学习。由于观察学习理论主要关注的是个体社会行为的习得和个体社会化的历程,因此这一理论也称社会学习理论。

(一)观察学习的实验基础

班杜拉的观察学习理论是建立在他及其合作者所进行的大量实验研究的基础之上的。在早期的一项研究中,他们首先让儿童观察成人榜样:对一个充气娃娃拳打脚踢,然后把儿童带到一个放有充气娃娃的实验室,让其自由活动,并观察他们的行为表现。结果发现,儿童在实验室里对充气娃娃也会拳打脚踢。这说明,成人榜样对儿童行为有明显影响,儿童可以通过观察成人榜样的行为而习得新行为。

在稍后的另一项实验中,他们对上述研究做了进一步的延伸。他想了解两个问题:①榜样攻击性行为的奖惩后果是否影响儿童攻击性行为表现;②儿童是否能不管榜样攻击性行为的奖惩后果而习得攻击性行为。在实验中,把儿童分为3组,首先让儿童看到电影中的成年男子的攻击性行为。在影片结束后,第一组儿童看到成人榜样的行为被表扬,第二组儿童看到成人榜样的行为被批评,第三组儿童看到成人榜样的行为既不受奖也不受罚。然后,把三组儿童都带到一间游戏室,里面有成人榜样攻击过的对象。结果发现,榜样受奖组儿童的攻击性行为最多,榜样受罚组儿童的攻击性行为最少,控制组居中。这说明,榜样攻击性行为所导致的后果是儿童是否自发模仿这种行为的决定因素。

但这是否意味着榜样受奖组的儿童比榜样受罚组的儿童习得了更多的攻击性行为呢?为了回答这个问题,他们在上述3组儿童看完电影回到游戏室时,以提供糖果作为奖励,要求儿童尽可能地回忆榜样行为并付诸行动。结果发现,3组儿童的攻击性行为水平几乎一致。这说明,榜样行为所导致的后果,只是影响到儿童攻击性行为的表现,攻击性行为的获得几乎没有影响。由此,班杜拉认为,在观察学习中,个体的认知因素比外在的强化因素更重要。

总之,在大量实验研究事实的基础上,班杜拉认为,人类的大多数行为是通过观察而习得的。人们通过观察他人的行为,可获得榜样行为的符号性表征,并可以此引导观察者在今后做出与之相似的行为。

班杜拉认为,这一过程受到注意、保持、动作再现和动机4个子过程的影响。注意过程调节着观察者对示范活动的探索和知觉;保持过程使得学习者把瞬间的经验转变为符号概念,形成示范活动的内部表征;动作再现过程是以内部表征为指导,把原有的行为成分组合成信念的反应模式;动机过程则决定哪一种经由观察习得的行为得以表现。

（二）观察学习的影响因素

1.榜样与示范　观察学习是通过观察榜样的示范行为而进行的,榜样的特点、示范的形式及榜样所示范行为的性质和后果都会影响观察学习的效果。其他已经被证明适用于通过模仿来获得行为的原则有:当榜样与观察者越相似时,当榜样友好时,当榜样在地位、专长和声誉方面比观察者更高时,观察者越可能模仿榜样。这些发现的意义是,咨询师可以成为当事人一个强有力的榜样。因此,通过观察他们的咨询师以一种非恐惧的方式与恐惧刺激相互作用,恐惧症当事人可以学会不那么害怕一个物体或情境。

2.观察与模仿　不仅榜样及示范行为会影响个体的观察学习,观察者本身的信息加工能力、情绪唤醒水平、知觉定势、人格特征和先前经验等也会影响观察学习的质量。信息加工能力强、情绪唤醒水平高的个体,能从观察中学到更多的东西。缺乏自信、低自尊、依赖性强的人,更易于注意他人并模仿榜样行为。同时,先前获得强化经验的行为在当前的观察学习情境中将比较容易受到注意。个体观察榜样行为的结果是导致模仿。不过,模仿并不仅仅是机械的、简单的仿效,个体的模仿主要有直接模仿、综合模仿、象征模仿和抽象模仿4种不同方式。

3.替代强化和自我强化　班杜拉认为,在观察学习过程中没有强化,学习者也能从各种示范行为中获得有关信息,学会新的行为模式。而强化则决定学习者是否把学会的行为表现出来。也就是说,强化对人的行为具有调节和控制作用。强化包括外部强化、替代强化和自我强化3种形式。

首先,如果按照榜样行为去行动会导致有价值的结果,而不会导致无奖励或惩罚的后果,人们就倾向于展现这一行为。这是一种外部强化,也就是操作条件作用理论所说的"强化"。不过,班杜拉并不把强化看作是行为改变的关键,而是将它视为个体对环境认知的一种信息,也就是说,强化物的出现等于告诉个体,他的行为后果将会带给他的是奖励还是惩罚。

其次,观察者如果看到榜样成功的(被奖励的)行为,就会增加产生同样行为的倾向;如果看到榜样失败的(受惩罚的)行为,就会抑制发生这种行为的倾向。因此,对榜样行为的强化,便可替代性地影响观察者的学习。这意味着即使强化没有直接作用于观察者,也能控制观察者的学习。

最后,人们对自己的行为所产生的评价反应,也会调节他们将表现出哪些可观察到的习得行为,他们倾向于做出自我满意的行为,拒绝那些个人厌恶的东西,这实际上是一种自我强化。班杜拉特别强调替代强化及自我强化的作用,这无疑是强调学习中的认知性和学习者的主观能动性。

对于咨询师来说,将问题行为概念化为是经典条件反射还是操作条件反射具有重要的治疗意义。咨询师提出的问题是:通过将其视为是经典条件反射(主要是受前因刺激控制)或是操作性反射(主要受结果的控制),我能否对目标行为有更多控制? 如果行为被概念化为主要是条件反射的,那么咨询师可以通过改变触发行为的前因进行干预,并且不必担心因注意而强化行为;如果行为被概念化为操作性反射,那么结果是重要的,咨询师必须小心不要无意中强化它。

四、复合模型

一些理论家指出了操作条件反射、经典条件反射和观察学习模型的局限性,并提出了不同的方案(包括复合模型)来解决这些局限性。

(一)拉赫曼关于恐惧获得的观点

拉赫曼(Rachman,1977)指出了条件化在解释恐惧获得时的不足,包括:在条件化理论认为应该获得恐惧的时候(例如在空袭或灾难期间),人们经常没有获得恐惧;人类恐惧的分布与条件化理论不一致(否则人们应更害怕牙医而不是害怕蛇);人们恐惧很多他们从未遇到过的情况和刺激。Foa(1989)等人报道,一个被强奸的受害者仅在得知该强奸犯谋杀了他强奸的下一个女人后才患上创伤后应激障碍,这个获得恐惧的例子很难用条件化的理论解释。准备和观察学习可以解决这些问题中的一些。拉赫曼进一步指出,恐惧也可以通过传递信息和指令来获得(例如,父母告诉孩子晚上独自外出是危险的)。这个观点特别有助于解释人们对从未遇到过的情况的恐惧。

(二)默瑞尔的双因素理论

回避行为是焦虑症的一个显著特征,并且它常常在事实上造成最大的功能损害。并不少见的是,广场恐惧症当事人会回避在桥上或高速公路上行驶。这个时间可能会长达10~20年甚至更长,因此完全改变了生活。操作条件反射和经典条件反射的模型难以独自解释回避。

默瑞尔(Mowrer,1960)的双因素理论提供了一个部分的解决办法,它被称为双因素理论。因为它涉及经典条件反射(阶段1)和操作条件反射(阶段2)的过程,该理论提出,在第1阶段,中性刺激(如在桥上驾驶)与天生唤起恐惧的刺激(如自发惊恐发作)配对,形成条件反射,引起条件化的恐惧反应。在第2阶段,逃避和回避行为是负强化的操作性反射行为,让个体逃脱和避免条件性恐惧反应。因此,如 Buton、Meeka 和 Barlow(2001)提出的,当内部和外部刺激(条件刺激)在自发惊恐发作(非条件刺激)时呈现,就与之形成了关联,于是形成了惊恐障碍。然后,条件刺激会触发与原来的惊恐发作相似的焦虑和惊恐反应,并且对逃避和回避条件刺激的行为进行负强化。

(三)塞利格曼和约翰斯顿的关于回避行为的理论

塞利格曼和约翰斯顿提出,虽然默瑞尔的理论解释了回避行为的获得,但并没有解释它的维持。为了解决默瑞尔理论的不足,塞利格曼和约翰斯顿发展出了回避行为维持的认知理论。比如,狗学会跳过栏杆来逃避电击,接下来使铃声(条件刺激)与电击(非条件刺激)配对,狗学会在铃声之后跳跃以避免电击。默瑞尔的双因素理论解释了这种回避行为的获得。

但默瑞尔的理论没有解释的是,在电击(非条件刺激)关闭之后,回避行为的持久性。尽管非条件刺激不再存在,但狗的跳跃行为(回避行为)持续了数百次。条件反射原理指出如果非条件刺激被移除,行为就应该消失。但事实并非如此。

为了解释回避行为的持续性,塞利格曼和约翰斯顿的认知理论指出,最初的条件化实验导致的结果是,狗持有了两种信念:"如果我跳,我不会被电击"和"如果我不跳,我会被电击"。每次回避行为都会产生一条支持符合"如果我跳,我不会被电击"的证据,从而强化了信念和跳跃行为。这种认知模式解释了在没有非条件刺激的情况下回避行为对消退的抵抗力。事实上,该模型甚至暗示回避行为应该随着时间的推移而变得更加根深蒂固,就如发生的那样。

塞利格曼-约翰斯顿的理论有两个令人着迷的临床意义。第一个是,为了阻止回避行为,有机体必须获得反驳该信念的信息:这些信念是不准确的(电击不再存在)。在实验室里,塞利格曼用一根安全带绑住狗,防止它听到铃声就跳,这让狗明白电击消失了。同样地,对焦虑症有效的暴露治疗需要阻断当事人的回避行为,包括强迫仪式和其他更微妙的回避和安全行为。第二个是,回避行为不是良性的。由不准确的信念驱动的行为通常会产生强化这些信念的证据。每次社交恐惧症当事人因担心自己看起来愚蠢或受到羞辱而回避在课堂上举手提问,都使他有了让自己显得不愚蠢和没受羞辱的经历,因此,"如果问一个问题,自己就会看起来愚蠢和受羞辱"的信念得到了加强。这类似于Sloan 和 Telch(2002)提供的解释,为什么安全信号的存在会破坏在恐惧情境中暴露的有效性。他们提出,使用或聚焦于安全线索的可获得性可以减少个体对威胁相关信息的处理(它会妨碍个体觉察实际上并不危险)。同样,Wells、Clark 和 Salkovskis(1995)提出,安全行为破坏了暴露,导致对安全的错误归因(例如,因为我知道有药瓶,所以我才能够在金门大桥上驾驶)。在焦虑障碍的概念化中注意安全行为的作用及在干预中确定和阻止安全行为正都变得越来越重要。

第二节　学习理论指导下的评估与干预

(一)为概念化的关键要素收集信息

基于学习理论,对行为的概念化会表述控制了行为的前因和结果。依靠学习理论来理解当事人行为的咨询师会进行一个详细的评估(功能分析),来识别控制了感兴趣行为的前因和结果。

关键的第一步是识别目标行为或感兴趣的行为(靶行为)。这些是人们想要减少的问题行为(如暴饮暴食)或想要增加的适应性行为(如锻炼)。

在识别靶行为之后,咨询师可以收集数据以识别控制行为的前因和结果。对当事人、家庭成员和与当事人一起工作的其他专业人员进行访谈,可以得到有用的信息。然而,监测数据(通常由当事人自己收集)对于充实功能分析是必不可少的,因为如前所述,人们通常不知道控制其行为的偶然事件。表6-1 中提供了对评估前因、行为和结果很有帮助的问题。

表6-1 行为记录表

前因	行为——行动、思维或情绪	结果
它是什么时候发生的？ 你在哪里？ 你和谁在一起？ 你当时在干什么？ 你当时在对自己说什么？ 你当时有什么想法？ 你当时有什么感觉？	你当时在对自己说什么？ 你当时有什么想法？ 你当时有什么感觉？ 你当时采取了什么行动？	结果发生了什么？ 是愉快还是不愉快？

(二)行为链分析

行为链分析会识别特定行为之前和之后的事件链(认知、情绪、行为、生理感觉、外部事件等)。也就是说,它确定了问题行为的前因和结果。引起行为发生的详细前因链对于形成当事人可以使用的策略特别有帮助,可以中断链和阻止行为(并且可以在下一次相似的情况下使用)。咨询师可以在治疗会谈时进行行为链分析,并且可以教当事人在会谈之外使用这些策略。进行链分析的步骤如下。

第一步是识别感兴趣的靶行为。它可能是一个人想要增加的适应性行为,但通常是一个人想要减少或停止的不适应或问题行为。适应性行为包括去工作和服用所需药物,或者在特定时间起床。适应不良行为包括自伤行为、自杀行为(比如,上网搜索有效的自杀手段、物质使用、暴饮暴食、无保护性行为,或给咨询师留下辱骂性电话信息等)。

第二步是选择靶行为的具体实例进行分析。可以选择危及生命的或其他高优先等级的、当事人能很好记住的,当事人想要调查的,似乎特别典型的,会导致很多问题(包括治疗问题)的,或者最近期的一个问题。

第三步是识别发生在前面的前因和跟在后面的结果。我们的目标是找出导致行为的链之间的所有小联系,尤其是导致行为的长链,得到一个长链是很重要的,因为早点打断导致问题的行为链要比晚点打断它容易。这通常是因为,在链的早期,情绪唤起比较低。

在识别链时,通常可以从行为开始,然后往后移动,因为识别行为很容易,而要识别问题从什么时候开始常常很难。但另一个选择是询问当事人,问题(也就是当事人试图用行为解决的问题)是从什么时候开始,并从哪里向前走。这种策略的优点在于,它有助于当事人将行为与他为解决所经历的特定问题而采取的适应不良的努力联系了起来。此外,有时问题始于几天或几周前,而好的行为链分析不应覆盖超过1小时或2小时或最多24小时。

从行为往后移动的过程,常常是通过提问开始的,如"在你割破胳膊之前发生了什么?"这里提问的是在行为发生之前的瞬间,当事人的思维、情绪、生理感觉或遭遇的外部事件。通常患者说的是发生得更早一些的反应(也就是说,当事人跳过了很多环节)。当这种情况发生时,记下当事人给的信息,再重复一遍问题,问他在问题行为之前的瞬间发生了什么。正如 Linehan(1993)在她对行为链分析的描述中指出的,当你得到有关链的信息时,很重要的是,不要屈服于诱惑,然后假定自己理解了这些链之间的联系。

当事人通常在报告有关前因的信息时有困难。通常他们没有注意或主动避免注意(这种行为本身就是一种适应不良的应对策略)。为了有助于获得关于前因的信息,咨询师可以与当事人一起来重建这种情境。提出类似于这样的问题:你在哪里? 是什么时间? 谁在那儿? 你经历了什么样的情绪? 这些问题通常会在某种程度上重新唤起当时的情境,并唤起当事人的记忆。

在向后移动识别了行为发生之前的前因之后,要向前去识别行为发生后的结果。这里的目标是,识别可能增强或维持问题行为的事件(例如,从情绪困扰中解脱出来,可以逃避厌恶的情况,从他人那获得关心或其他奖励性反应)。另一个目标是,识别可能是惩罚或削弱问题行为的结果(如身体疼痛、内疚、羞耻或与他人的负性互动)。

(三)学习理论指导下的干预

靶行为受前因和结果的控制,可以用有关前因和结果的信息来制订干预计划。对于基于功能分析的干预计划而言,其治疗靶是,在功能分析中识别的前因、行为和结果。表 6-2 展示了关于改变前因、行为和结果的策略的提示。最好在干预计划里包含对尽可能多的相关前因、行为和结果的改变(D. L. Watson 和 Tharp,2002)。改变前因、行为和结果的治疗工作可以涉及多种干预措施,从简单地通过引导当事人设置闹钟来改变前因,到通过教授一套复杂的社交技巧来改变行为。

表 6-2　改变前因、行为和结果(1)

前因	行为	结果
方法:构建导致期望行为的前因、移除导致非期望行为的前因 目的:改变行为的触发事件	方法:练习期望行为、替代非期望行为 目的:改变行动、思维、情绪	方法及目的:改变跟随行为的事件来强化期望行为,同时对非期望行为去强化

以下是一个发作性腹痛案例的行为功能分析:

12 岁女孩,小学六年级。1 年来在校常常发作腹痛,回家即缓解,反复就医检查未发现器质性疾病。进入六年级下学期以来腹痛发作日趋频繁,经常请假。父母从小对孩子高标准要求,中考要求孩子必须考入某重点中学。孩子一直以来都能保持成绩名列前茅——直到第一次模拟考成绩有所下降,遭到父亲的严厉斥责。第二天早上准备上学时出现腹痛难忍,父母立即带她就医检查。此后父母变得对孩子的身体状况非常关注,孩子在校一旦出现腹痛就立即接回家,父亲减少了指责。父母希望孩子尽快恢复,中考仍能考入某中学(表 6-3)。

表6-3　改变前因、行为和结果(2)

前因	行为	结果
导致非期望行为的前因(父母高要求) 方法及目的: 改变行为的触发事件(父母不再强求孩子以考入某重点中学为唯一目标)	方法及目的: 替代非期望行为(腹痛) 改变行动、思维、情绪(增加耐受力、改变灾难化推测)	方法及目的:来自父母的注意(去强化:父母不再一出现腹痛就接孩子回家) 请假回家的获益(减少作业、自由作息) (去强化:请假仍要正常完成学校作业、保持规律作息、安排家务) 回避父母高要求(如果腹痛消失,仍要以考上某重点中学为唯一目标) (去强化:父母与孩子协商议定多个可接受的目标学校)

◢ 课堂拓展练习 ◤

　　练习目的:掌握行为功能分析。

　　互动练习:两个同学一组,首先确定好扮演的角色,即咨询师和当事人。进行模拟会谈,选择一个自己想减少的具体行为(目标行为),完成一份行为记录表。观察这个行为为什么会一直得到维持?

第七章　治疗关系

一、作为治疗关键基础的治疗关系

有充分的证据可以证明治疗关系的好坏和治疗结果之间有联系,所以,有效治疗关系对治疗很重要(Orlinsky 等,1994)。然而,认知行为疗法将治疗关系视为必要非充分条件,治疗试验中,认知行为疗法通常在建立了治疗关系的基础之上,才产生有益的效果(Roth 和 Fonagy,2005)。

此外,有证据表明在治疗中当事人的参与性可能对结果有最有力的预示。比如,如果一个当事人参与了治疗任务,提出关于治疗的建议,热情地配合并相信咨询师,那么他很可能取得好的进展;一个坚持完成家庭作业的当事人会比一个没有坚持的当事人做得更好 (Burns 和 Nolen-Hoeksema,1991)。此外,迄今为止,一般认为治疗的结果与咨询师特质有关,是说当事人对这些特质的觉察预示着结果,而不是咨询师的行为本身(Wright 和 Davis,1994)。比如,如果一个咨询师的共情技术被他的当事人和一个无偏见的旁观者感知到,当事人对共情的感知就能更好地预示结果。这说明在治疗过程中当事人是一个积极参与者。

治疗关系可以被看作是一个有用的实验室,它能用来解决问题,提供学习新技巧的机会,这些新技巧随后可以被迁移到现实生活情境中。在治疗过程中,我们可以在咨询师的指导下,学着对"冲动"的想法进行评估,在咨询师教导之后,再将这种技巧运用到现实生活当中。当事人在临床情境中向咨询师表现出一些无益的信念时,也同样可以利用会谈来回顾和修正这些信念。萨弗朗和穆兰(Safran 和 Muran,1995)建议当事人与咨询师共同回顾他们之间的互动,审视此刻在他们之间正在发生的事情的时候,咨询师可以采取某种措施向当事人传递一些新的、富有建设性的人际交往的经验。

鲍丁(Bordin,1979)把治疗关系解释为工作联盟的观点很有用。他提出成功的工作联盟有 3 个必要成分。

(1)任务一致:治疗中应该做些什么,变化的过程将会是什么,哪些活动和技术将会被运用。

(2)治疗目标一致:将从短期和长期治疗中寻求什么,当事人和咨询师恪守个人承诺以促成目标。

（3）积极的医患关系：具有相互满意、相互尊重、相互信任及相互承诺的特性。

很显然一个好的工作联盟对治疗结果很重要。最基本的一点是，如果当事人因咨询师的冷漠和缺乏同情心而退缩，咨询师就不能进行有效的治疗。联盟需要在开始的 3 ~ 4 次会谈中建立（Horvarth，1995），但这并不表示关系就能从此稳固。它会随着治疗进程而变化，而且为了成功治疗，处理联盟中的障碍是有必要的。所以，在治疗期间，治疗关系的质量应始终予以关注。

尽管不能确定有效的认知行为疗法是否具有某种特定的联盟，但从很多研究中可以看出，不管治疗形式如何，工作联盟的一些共同特征被当事人看重。它们包括：①促进当事人理解问题。②鼓励当事人面对任何导致他们痛苦的情境。③能够与一个有理解力的人谈话。④咨询师的性格让人感觉轻松。

其中一些特征体现了认知行为疗法的核心特征。比如，呈现当事人问题的概念化并让他加以评论，设计行为实验检验无益信念。如今，一些与咨询师素质有关的因素也会被关注。

二、咨询师的角色

认知行为疗法的指导原则之一就是，作为一名咨询师，在治疗中必须富有同情心、具有合作精神，以此去吸引当事人（Beck，1967）。总的来说，咨询师要成为当事人的指引者和顾问，而不是教导者。当事人在探索新感觉和行为时，咨询师要"陪伴在他身旁"，咨询师的作用是通过提问或提供信息，为探索创造新的机会，这可以把当事人带入先前未曾触碰的领域。咨询师必须充分认识当事人目前的情况，由此咨询师需要有一颗能接受新思想的好奇心，尊重当事人的信念、情感和行为，不要以为自己总明白他们的感受和想法。

因为咨询师需要提出很多灵活的问题，谈话的语气至关重要，不能指责（"你不是真的那么想吧！"），也不能劝诱或高谈阔论（"大多数人都这样回应，你却找不到话题，你认为这样可能吗？"）。你应该对当事人当前的观点或感觉表现出真诚和关切。这是一种很好的平衡，因为，当咨询师想要明了了解一种情境对当事人来说意味着什么的时候，咨询师同时需要对当事人所说的持有一定程度的怀疑，因为很可能当事人犯了认知错误，那会严重歪曲他描述的场景。

尽管指引者是咨询师的首要角色，但不时地作为一种教育性的、提供信息的角色也是可以的。比如，一位当事人被一个反复出现的画面困扰，这画面来自几年前的一个令人尴尬的场景。咨询师告诉当事人这种情况对有社交焦虑症的人来说相当正常，通过适当的阅读就可以得到补救。

咨询师的另一个重要角色是实践科学家，为当事人提供一种可以在当前和以后的问题中采用的模型。在治疗中对问题和经历采取一种开明的态度是很重要的，便于建立和检验假设，得出可能的新结论。寻找反驳原假设的证据尤为重要——对咨询师最初的概念化和当事人最初的信念来说都是这样。与观点不一致的证据则是通往新观点的康庄大道！

治疗关系的合作性特征意味着咨询师与当事人应尽可能以成人之间的方式相处。

因此在当事人的问题上咨询师要袒露自己的观点,分享自己的知识,并让当事人就其准确性和适当性做出反馈;如果对当事人有益,咨询师还可以透露一些自己的私人情况;可以自由地说"不知道"或"我可以想一想吗",不必非得做出一幅全然尽知的样子。咨询师可以和当事人一起解决问题。唯一特殊的情况是当隐瞒对当事人有好处时——比如,对一位饮食障碍当事人来说,咨询师可以不必过早地告诉他体重最后可能达到的程度,以免削弱当事人的信心。

很明显在这个咨询师、当事人和技术交互影响的复杂网络中,一个好的认知行为咨询师同样需要具有罗杰斯认为的所有咨询师都必备的特征,即温暖、共情、真诚和对当事人无条件地尊重(Beck 等,1979)。

在一次调查中,赖特和戴维斯(Wright 和 Davis,1994)发现当事人希望他们的咨询师能够:①提供一个感到人身安全、隐私和绝密的环境,让人感到舒适、不会分散注意力。②有礼貌。③认真对待当事人的问题。④将当事人的利益摆在自身利益之先。⑤胜任。⑥分享有关如何提高生活品质的实用信息。⑦在运用信息和咨询师的建议方面,允许当事人做出自己的选择。⑧灵活评价当事人——既不要假定当事人适合某个理论也不要假定当事人被完全理解。⑨回顾当事人遵从咨询师建议的情况下会怎么样。⑩调整好自己的工作节奏,不仓促,也不要总是改变预约。

这些特质虽然不是认知行为疗法所特有的,但为咨询师提供了需遵循的一般原则。其中许多与认知行为疗法的一般规则一致,很多可以归在以尊重和共情的方式对待当事人的基本规则之内。

三、当事人关于治疗的预期

跟那些对治疗中将要经历的事情怀着良性预期的当事人建立关系相对容易。那些大体上对他人怀着积极态度的当事人,通常对他们的咨询师和治疗也会抱着乐观的态度。

有些当事人会有以下预期:"我的咨询师很可能是能够理解我的、关心我的、有能力的。""我能够做到咨询师要求我做的。""我的咨询师会从积极的角度看待我。""治疗会让我感觉更好。"

另一些当事人在进入治疗的时候会有下面这些不同的预期:"我的咨询师会伤害我。""我的咨询师会批评我。""我会失败的。""治疗会让我感觉更糟。"

咨询师总是需要花更多的时间跟后面这种当事人建立信任关系。同时,尽管咨询师的行为合理,一些当事人还是认为咨询师伤害了他们,会感觉到(可能是正确的,也可能是不正确的)。他们的咨询师在拒绝、控制或者操纵他们,没有认同他们的感情,消极地看待他们或者对他们抱有过多的期望。然后当事人可能会用各种方式回应这些。其中一些当事人可能会觉得很焦虑,不再敞开心扉(最坏的情况是,他们完全不来进行治疗了)。其他一些当事人可能会对咨询师感到愤怒并故意挑刺、侮辱或者指责咨询师。

四、建立治疗联盟的策略

下面是一些基本的认知治疗原则,可以帮助咨询师与当事人建立和维持治疗关系。

(一)积极地与当事人合作

咨询师与当事人要一起合作,而咨询师在其中承担的是一个有着特定专业知识背景的向导的角色。咨询师和当事人一起做关于治疗的决定——例如,讨论在会谈中要处理什么问题,见面的频率如何(在不存在现实限制的情况下)。咨询师为他们的干预提供有关基本原理的阐述。咨询师和当事人还会有共同的经历,他们可以一起验证当事人的想法的正确性。

有时候,是咨询师的失误导致合作出现问题。咨询师可能过于直接、傲慢或者面质过多。咨询师可以通过请同行听自己的治疗录音来识别这类问题。然而很多时候,双方之所以缺乏合作精神与当事人的期待有关系。一些有挑战性问题的当事人是很不容易在治疗中进行合作的。

(二)展现共情、关心、乐观、真诚、准确的理解和能力

有效的认知治疗需要咨询师掌握并使用所有这些基本的咨询技巧。回顾咨询录音可以发现咨询师是否确实展现了这些品质。然而,很重要的一点是,咨询师通常需要调整自己的治疗风格,确定要在多大程度上对当事人直接展现这些品质。在治疗中的每一刻留心当事人的情感体验是很必要的,这样才能判断现在的进展如何。

大部分的当事人会对直接地表达共情有相当积极的回应。他们会感觉到被支持了、被理解了,治疗联盟也就变得更加牢固。然而,一些当事人,至少在有些时候,可能会因此觉得更糟。同样,大部分的当事人能够从真诚的表达关心中获益,但是有些人不会,尤其是在治疗的早期。

当咨询师对治疗的效果保持一贯的乐观态度时,大部分当事人通常对此有积极的回应。然而,有一些当事人则会有消极的回应,尤其是那些觉得这种乐观没有保障的当事人,他们觉得这种乐观显示了咨询师对他们和他们遇到的麻烦缺乏理解。

咨询师准确地理解当事人的经历以及有能力把这种理解传达出来是很必要的,比如要判断在什么时候及多大程度上跟当事人分享你的理解。一些当事人会因为他们的咨询师进行了不太准确的概念化而感到痛苦——甚至在他们对咨询师形成足够的信任之前,咨询师就过早地表达出了准确概念化,这也会令当事人不安。

当咨询师在会谈中营造了一个有能力的、自信的氛围时,大部分的当事人会给予良好的回应。但是,对一些当事人来说,这种氛围是令人不安的。他可能会觉得咨询师是故意表现得很"优秀"来让他觉得自己很无能。

(三)让自己的治疗风格与当事人的特定性格相适应

咨询师需要为一些当事人改变自己的治疗风格。要识别这类治疗问题需要在持续的督导中回顾治疗录音。很多当事人可能对咨询师自然的风格反应良好,而另一些人,尤其是在治疗中表现出挑战性问题的患者则可能不会。例如,一个自恋型人格障碍的当事人会在咨询师表现得有点儿恭敬顺从的时候感觉更好。

当咨询师在会谈中自我表露的时候,一些当事人会感觉很好,另一些人则会觉得咨询师在浪费他们的时间。对于那些非自愿前来治疗的当事人,咨询师用学院式的方式进行治疗会让他们感觉好一些。一些当事人对直接解决问题感觉很舒服,另一些人则需要

在问题解决的过程中得到很多的共情和支持。咨询师必须清楚,认知疗法的一部分技巧在于咨询师要识别出当事人什么时候对当前的治疗风格感觉不舒服了,并相应地修正他们的治疗方案。

(四)缓解痛苦

巩固治疗关系最好的方法之一就是帮助当事人解决他们的问题、改善他们的情绪。事实上,DeRubeis 和 Feeley(1990)发现,随着症状的改善,当事人会认为自己的咨询师是与自己共情的。当事人意识到在治疗结束时他们感觉好一些了,尤其是当他们注意到在接下来的一周里他们的功能得到了改善时,治疗联盟会大大地得到巩固。通过评估当事人在会谈前和会谈后的情绪并回顾当事人在过去的几周里的功能改变情况,可以知道咨询师是否达到了这一目标。这里有一个例外,就是那些担心如果在治疗中有所好转,他的生活会变得更糟的当事人(例如,他担心自己要开始去承担他不想承担的责任,或者要去面对这样的可能——他那段非常令人不满的婚姻可能不会有显著的改善了)。

(五)引出反馈

一些当事人对咨询师产生功能不良的反应会阻碍他们在会谈中获益。当咨询师注意到有负性情感转移出现在会谈中时,通常需要引出当事人的想法,努力找出治疗关系中的问题,改善治疗联盟。

咨询师在会谈快结束时向当事人寻求反馈在大多数时候是很必要的。那些之前没有接受过认知治疗的当事人通常会对咨询师允许其批评、改正或者修正自己的治疗方案感到惊讶和欣喜。引导当事人进行反馈可以极大地巩固治疗联盟——也为咨询师进行更有效的治疗提供了很有价值的信息。

这其中很重要的一点是咨询师要用一种认真的、不敷衍的方式寻求当事人的反馈,他可以使用这些问题:"你对今天的会谈有什么想法?""你觉得有没有什么地方是我理解错了或没有理解的?""有没有什么是你觉得在下次会谈中可以做点改变的地方?"

让一些当事人在会谈后马上填写一份反馈表是很有用的。这个表格让当事人直接对治疗的重要内容和过程做出反应,并在关心和能力的维度上对咨询师进行评估。从这个表格中咨询师可以收集有价值的信息,尤其是当咨询师强调收到这些积极反馈(治疗的效果得到了肯定)和消极反馈(当事人认为咨询师本应发挥更大的作用)是多么地有帮助时。有一些当事人愿意在填写这个表格的时候提供诚实的反馈,但不愿意口头上给予这些反馈。

如果咨询师怀疑或者知道当事人在上一次会谈中有一些消极的反应,也可以在当前的会谈开始时寻求反馈。例如,一位当事人在上一次会谈中有点儿恼怒,但是他否认了这一点。在下一次会谈中,咨询师问道:"我考虑了一下,在上一次会谈中我督促你考虑找一份很难的工作,我督促得太紧了。你是不是也这么觉得呢?"当事人仍然不愿意提供反馈的时候,识别出在他们不愿透露反馈的背后有什么功能不良的信念是很重要的。

治疗关系中的问题包括当事人认为咨询师不能胜任或不关心当事人、当事人对治疗计划不依从、未能有效率地利用会谈、"是的，但"行为、咨询师的沮丧和士气低落等。治疗关系中的问题既是福也是祸。说它们是祸，因为它们会干扰咨询师在治疗中想要实施的技术干预，这些干预可以帮助当事人解决他们的问题并达成他们的目标。说它们是福，因为正如前面所讨论的那样，治疗会谈中出现的问题行为，提供了宝贵的干预机会。操作性学习理论的原理告诉我们，即刻和自然的强化是最有力的。当行为出现在办公室时，咨询师可以给予行为的自然结果，对适应性行为施于即时的强化（在椅子上向前倾斜并表现出温暖），或者对非适应性行为施于惩罚（例如，身体向后靠在椅子上并且表现得有点冷淡）。

一、识别治疗联盟中的问题

有一些治疗关系中的问题是很明显的。有的当事人会大声地质疑咨询师的动机和专业性，也有当事人会公然对咨询师撒谎，还有的当事人会指责咨询师不关心他。但是治疗关系出现问题的信号更多时候是很隐晦的，咨询师可能不知道到底存不存在问题——以及如果存在，是不是治疗联盟的问题。当事人可能会避开咨询师的目光，说话时思前想后。他们可能会突然变得比治疗前更加痛苦。他们的肢体语言显示出他们在试着保护自己。

因此，察觉当事人的情绪状态和在治疗会谈中的情感转移是很必要的。当事人的肢体语言、面部表情、语调和措辞的消极变化都可以指示出当事人有可能会干扰治疗的自动思维。当咨询师注意到这些变化的时候，他们可以用标准化的问题来引出当事人的情绪和自动思维："你现在感觉怎么样？""你刚刚在想什么？"

有下列自动思维的当事人可能不会从治疗中收获很多："我的咨询师不理解我。""我的咨询师不关心我。""我的咨询师没有倾听我的心声。""我的咨询师在试图控制我。""我的咨询师在评价我。""我的咨询师应该把我'治好'。"

同样，当事人也可能出现干扰治疗的行为。不过要注意的一点是，问题行为跟治疗联盟出现问题可能有关系，也可能没关系。例如，一位当事人没有做家庭作业，因为他预期自己会做不好，然后咨询师就会批评他。而另一个当事人跟咨询师的治疗联盟很牢固，但是因为在家的生活太没条理也没有做家庭作业。咨询师再强调一次，询问当事人在其出现功能不良的行为或者没有成功完成一个功能良好的行为之前，他们想了什么，这是很重要的。

如果咨询师怀疑存在治疗关系的问题，但当事人却不承认，那么可以对问题进行正常化并进一步探究："一些当事人不喜欢写作业，因为他们觉得我是在命令他们做事。你也有类似的感觉吗？"

二、概念化问题并计划策略

为了做出最好地巩固治疗联盟的决定,咨询师应该评估这个问题的严重程度;忽略这个问题是否会更好;是立即处理它,还是稍后再解决它。为了找到一个解决策略,咨询师必须对问题为什么会出现进行概念化。就像前面提到的一样,一些问题的出现是因为咨询师的失误,一些则是因为当事人的信念,而一些是两者都有。

(一)判断问题的程度及解决时间

当咨询师判断问题跟治疗联盟有关后,他们接下来需要确定在这上面花多少时间和精力。一个约定俗成的原则是让关系足够牢固到当事人愿意跟咨询师一起为实现目标而合作。如果花费超出需要的时间来处理治疗关系,那意味着帮助当事人解决真实世界中的问题的时间变少了(但另一方面,积极的治疗关系可以成为修正当事人关于自己和他人的功能不良的信念的有力工具——有强大的理由支持咨询师给予治疗关系更多的关注)。

有时候,治疗联盟的问题很迫切,明显需要立即处理——例如,当事人向咨询师表达愤怒,当事人焦虑到几乎不能讲话,或者当事人掌控了会谈的主动权以致咨询师几乎插不进嘴。通常,咨询师需要特别关注这类问题并进行补救。比如,当事人对于他的咨询师过快地跳到解决他的问题中感到不安。咨询师需要做些事情来修补他们的关系:要注意对他多一些明显的共情,要跟他一起商议会谈的结构(给他一段时间,不打断他说话),并且要修正当事人的一种观念,即认为咨询师不是真的关心自己这个人,只是像做生意一样想要去"治好"他。

有时,治疗联盟中的一些问题只是偶尔出现或者相对比较轻微,可以在会谈的进程中加以解决。比如,当咨询师忘记了上一次会谈中的一个很重要的议题时,当事人理所当然地感到很恼火。一句简单的道歉——"对不起,我应该记得的"——就可以解决这个问题。

(二)对问题为什么会出现进行概念化

在发现处理治疗联盟中的问题很重要以后,咨询师需要判断这个问题的出现是因为他们自己的失误,还是因为当事人的功能不良的信念被激活了,或是两者都有。

1. 当咨询师犯了错误时 咨询师要认识到治疗关系中的问题可能跟自己的行为或态度有关。有时,向当事人寻求真诚的反馈可能会得到这一必要信息;有时,关键是要请求同事回顾治疗会谈的录音,来判断这个问题在多大程度上是由咨询师引起的。

当咨询师意识到是自己犯了错误时,通常最合适、最有帮助的做法就是道歉。不带防御的道歉是一种重要的技术,可以作为那些有挑战性问题的当事人的榜样。例如,在短时间内被咨询师打断好几次之后,当事人变得很痛苦。当他指责咨询师不让自己把话说完时,他的咨询师道歉了。当事人确实是对的;咨询师之前误解了当事人。咨询师的道歉巩固了他们的治疗联盟。

2. 当事人功能不良的信念干扰了治疗联盟时 治疗联盟中出现的问题也可能跟当事人对自己、对他人和对关系的普遍的功能不良的信念及应对这些信念的策略有关。例如,一些当事人可能认为他们的咨询师总想批评他们。如果这个信念只是针对咨询师的,而不是针对普遍意义上的所有人的,那可能比较容易改变。另一方面,如果这个信念来自一个更广泛的对他人的信念("别人很有可能会批评我"),那么它可能会妨碍标准认知治疗的进行。

咨询师首先要在进行良好的概念化的基础上识别当事人的干扰性信念,并计划相应的应对策略。直接引出并检验信念对一些当事人是有效的。而暗地里识别并围绕这个信念进行治疗(例如,调整治疗方案来避免激活这个信念)可能对另一些当事人会更有帮助。不论哪种情况,随着时间推移,咨询师都需要采取多种干预措施。

总之,建立一个良好的工作联盟是成功进行认知行为治疗的必要条件,没有它,认知行为疗法模型再精致也毫无作用。

第八章 治疗过程

认知行为治疗的主要目标之一是让治疗的过程对于咨询师和当事人都可以理解。咨询师会尽可能高效地推进治疗,这样就能尽快减轻当事人的痛苦。按照标准化的流程进行治疗(就像向当事人讲解治疗工具一样)可以促进这些目标的实现。但是,正如之前提到的,治疗流程不能生搬硬套或千篇一律——如果这样做,治疗将不会很有效果。

当事人知道他们可以从治疗中期待获得什么,清楚地理解咨询师想要他们做什么事情,感觉到咨询师和他们是一个团队,并对于治疗将如何开展有一个清晰的认识时,无论是在会谈中还是在整个治疗进程内,大多数当事人都会感到非常舒适。可以通过向当事人解释整个会谈的结构,然后按照结构进行治疗(表8-1),有时可以稍微灵活一些。遵循这一模式可以使当事人更好地理解治疗过程,也增加了他们在治疗结束后进行自助治疗的可能性。

表8-1 认知行为疗法的典型会谈结构

结构	内容
引入部分	1. 心境检查 2. 简要回顾上周 3. 共同设置治疗议程 4. 回顾家庭作业 5. 安排各项议程的优先顺序
会谈的中间部分	1. 讨论议程上的问题:对一个具体的问题进行工作,并在该情境下教授认知行为治疗技巧 2. 共同设置相关的家庭作业
最后部分	1. 提供或者引导当事人进行总结 2. 回顾新布置的家庭作业 3. 引导当事人进行反馈

在当事人走进咨询师办公室之前,咨询师需要制订一个会谈的治疗计划。咨询师要快速地复习他们之前的图表,特别是他们的治疗目标、自己的治疗笔记及之前会谈中当

事人完成的家庭作业。这样咨询师就会对于如何制订会谈结构有一个总体认识。首要的治疗目标是在会谈中改善当事人的情绪，并制订一个计划，使得当事人在未来的一周内能够感觉更好、行为更能发挥其功能。咨询师在会谈中要做的事情可能会受到很多因素的影响，比如当事人的症状、咨询师的概念化、治疗联盟的强度、治疗的阶段，特别是当事人在议程中提到的问题。

在初始阶段的治疗会谈中，咨询师的目标是重建治疗联盟并收集信息，这样咨询师和当事人就能一起合作，按照重要程度来制订议程。进入第二阶段的会谈，咨询师和当事人将要讨论议程上列出的问题，在解决这些问题的过程中，咨询师将教会当事人与认知、行为、问题解决相关的各种技术。需要持续不断地强化认知模型，帮助当事人对他们的自动思维进行评估并做出反应，执行问题解决，并要求当事人将他们新的理解总结下来。

这样的讨论和干预会自然地带领当事人完成家庭作业，它通常会促使当事人提醒自己：在未来的一周中，要用新的、更加现实的方式来思考问题并执行解决方案。一个重要的不断进行的作业就是，咨询师要让当事人注意识别未来一周内他们的功能不良思维并做出反应，特别是当事人注意到自己的情绪变得越来越糟糕，自己的行为不能正常发挥功能，或者他们正在经历强烈生理唤起的时候。

到了会谈的最后阶段，咨询师可以让当事人谈一谈他们认为这次会谈中的要点有哪些，确保这些想法被记录下来，回顾家庭作业（必要时进行修正），并寻求当事人对于本次会谈的反馈，做出相应的回应。尽管有经验的咨询师有时不会严格按照流程进行，但如果新手咨询师能够按照特定的结构进行咨询，治疗将会变得更加高效。

为了让结构化会谈更加高效，咨询师有时需要温柔打断当事人的话："抱歉，我能打断你一下吗？你刚才是说……"

多数标准化的认知行为治疗会谈的持续时间为 40～50 分钟，对于每次治疗时长和治疗次数并没有硬性规定。例如，接近结束时所需的时间可能会越来越短，因为那时当事人自己已经能够承担很多治疗内容；另一方面，如果治疗需要漫长的会谈内的行为实验，那么治疗持续的时间可能也会超过 50 分钟。同样，如果问题很复杂就需延长治疗的次数，如果问题极易控制就应缩短治疗的次数。通常来说，治疗最初是每周一次，随着治疗的进展，可逐渐延长间隔时间，在正式治疗结束后再进行几次随访。

在最初的两三次治疗中，咨询师通常会集中评定当事人的问题，目的是与当事人一起形成个案概念化。与此同时，咨询师要尝试对当事人进行认知行为疗法方面的训练，并培养当事人成为预期的角色，即成为治疗过程中积极、熟练的合作者。针对目标问题的大部分有效工作发生在第 2～12 次治疗中，最后的几次治疗重点是为当事人拟定一个治疗结束后的规划。

一、心境检查

心境检查通常很简洁，它能够帮助咨询师和当事人跟进目前的进展。如果当事人完成了症状检测清单中的项目，咨询师就需要对这些清单进行检查，从而确定当事人是否还有其他未用言语报告的附加问题，如自杀意念、睡眠困难、感到无价值或被惩罚的、担心最糟糕的事情会发生、更易发怒等。在会谈中对这些问题中的一个甚至更多进行探讨很重要。

咨询师也可以引发当事人做出一个主观描述,并将这一描述与客观的测验得分进行对比。如果在测验得分和自我报告之间存在差异。那就询问当事人,例如,"虽然你感到越来越糟,但事实上你的抑郁问卷得分却比上周要低。你认为这是怎么回事呢?"咨询师也可以将之前会谈得到的客观得分和本次会谈的得分进行一个快速比较,例如,"这周你的焦虑得分比上周低。你是否感觉不是那么焦虑了呢?"咨询师还应该确认一下当事人不是只报告那天的感受,而是提供对过去一周他们心境的一个概括。

> 咨询师:这周跟上周比,你的情绪感觉有什么变化?
> 当事人:好像没有什么变化。
> 咨询师:这周你感到你的焦虑程度是在几分?(0~10分,0是完全没有焦虑、10分是最严重的焦虑)
> 当事人:6分吧。
> 咨询师:我们来对比一下,上周你的打分是8分,这周是6分,你觉得有什么不同?
> 当事人:哦,这让我发现我的情绪是好转了2分。

二、回顾上周

会谈接下来的这一部分会帮助咨询师将上次会谈和本次会谈进行联系。这部分包括了对当事人上周情况的一个简单跟进,在这个过程中咨询师要时刻对潜在可能对议程较为重要的问题保持警惕。

首先,询问当事人,简要回顾过去一周发生的事情。不需要很全面,只需简要地说明被认为是主要日程项的事情。如果当事人不知道如何简要回顾,而进行详述,那么咨询师就可以轻轻打断,并总结出重点,以示当事人哪些才是有用的,例如:

> "也就是说这周的大部分时间你的焦虑水平在一定程度上提高了,主要原因似乎是父亲的结婚计划。然而,你仍然努力地让自己每天去上班,并感觉积极。在这点上你只需给我一个整体概述,我所了解的总体情况正确吗?需要把他的婚礼安排在我们的会谈日程里吗?"

接下来咨询师要寻找当事人的积极经验。询问当事人积极经验能够帮助他们意识到自己并非整个一周都是在没有缓解的、同一严重程度下的痛苦中。咨询师应该注意那些积极的信息,咨询师很可能会在之后的会谈中用到它们,特别是在计划那些当事人要参与的积极活动时,或者在帮助他们评估相关的自动思维和信念时。揭示那些积极的信息也会使当事人处于更好的情绪状态下,使他们更易于接受即将到来的问题解决。

咨询师:这周你做了什么让自己焦虑减少了2分呢?

当事人:我昨天晚自习时觉得太困,就让自己去睡觉了,今天复习时感觉精神很好、学习比较有效率。

咨询师:你是怎么做到"让自己去睡觉"的呢?

当事人:我在想,我实在太困了,已经看不进去书了,不如就先睡觉吧。

咨询师:听起来,你改变了之前"我困也不能休息"这个想法,允许自己休息之后感觉更好了。

当事人:好像是的。但是我之前浪费了太多时间,我很担心来不及完成复习了。

咨询师:听起来,你是需要讨论能在完成复习任务的同时也让自己得到恰当休息的方法?

当事人:是的。有这样的方法吗?

咨询师:也许我们可以先回顾你在这方面的一些过往成功经验,看看有什么可以借鉴的做法,你觉得可以吗?

当事人:好的。

三、议程设置

每次治疗开始前设置一个互相达成一致的议程,这是认知行为疗法的一个重要特点。由于这是一个相对来说比较短的疗法,确保时间的有效利用是非常重要的。可通过以下的议程设置来实现此目标:①在特定的治疗中按照轻重缓急来解决当事人的问题;②不断完善结构,这是认知行为疗法的特点;③让你和当事人都保持对相关问题的关注;④在治疗过程中协助当事人积极地参与治疗。

在第一、二次治疗中确定议程设置,有助于和当事人建立合作的治疗关系。咨询师可以这样说:

保证治疗对你中肯、有益是很重要的,而且每次治疗时间有限,所以,我们通常有必要在治疗一开始就确定此次治疗要涵盖的内容。对于治疗内容,我通常会有一些意见,而你对于一周发生的事也肯定有话要说或者想说说突然萌生的想法等。对于这一点我们最好能花些时间统筹一下,你愿意在每次治疗的前几分钟考虑一下你希望有的内容吗?如果你愿意,那么对治疗会十分有帮助。我们可以共同约定一个议程,怎么样?你愿意试一试吗?

随后,在每次治疗刚开始时就可以询问当事人希望议程包含的内容,然后咨询师再说出希望治疗包含的事项(如果咨询师先说,当事人则可能很难提出他的意见)。此过程在每次治疗的开始,大约需要5分钟,这是很有必要的,但咨询师需要考虑还有多长时间可用于其他事项。

议程通常包括的事项如下。

1.简要回顾过去一周发生的事情　　不需要很全面,只需简要地说明被认为是主要议程项的事情。当事人不知道如何简要回顾,而进行详述。那样的话你可以轻轻打断,并总结出重点,以示当事人哪些才是有用的,例如:"也就是说这周的大部分时间你的焦虑水平在一定程度上提高了,主要原因似乎是你想到还有 2 个月就要参加高考就会很难入睡并且早醒。然而,你仍然努力按计划复习。在这点上你只需要给我一个整体概述,我所了解的总体情况正确吗? 需要把睡眠变化的情况列入我们的议程里讨论吗?"

2. 回顾上次治疗　这可能包括所讨论的问题,以及对某个问题的扩展等。很多咨询师让当事人回去复习治疗笔记,以此作为他们的家庭作业,当事人可能由此产生新的看法。回顾中可能引发的问题可以安排到议程当中。例如,注意当事人所提供的反馈到底是真实的,还是一些他认为你想要听的话。如果是后者,那么你需要思考如果当场提出,对治疗关系有弊还是有利。如果当事人无法记起上次治疗的内容,那么也应该作为问题来处理,而处理的方法则需斟酌。

3. 对当前情绪的评估　这可以通过标准化的量表来进行正式的评估,例如,贝克抑郁量表(Beck 等,1961)或者贝克焦虑量表(Beck 等,1988)或更多不拘形式的提问:"你的情绪由于上次的治疗得以改变了吗? 这些方面需要作为议程事项吗?"

4. 复习家庭作业　可能会与当天的主题大量重复(这通常被称为家庭作业,一些当事人对这个词有不好的联想,例如来自学校的经验。可供替代的术语包括任务分派、行为实验、下周任务、项目,或对具体任务的描述,如"调查")。

5. 讨论治疗的主题　它包括症状(如情绪低落、焦虑、失眠)或当前的外部问题(如工作问题或交际困难)。你可能计划要传授一些特别的认知行为治疗技巧,例如学习如何识别负性自动思维或安全行为在某个问题中的维持作用,很可能在此同时,当事人的症状或问题可得以解决。

6. 家庭作业　这可以由讨论的主题产生,也可以是已经讨论过的主题。然而,你需注意安排家庭作业可能需要 10 分钟。

> 咨询师:今天除了我们刚才谈到的内容,你还有其他更想要讨论的事情吗?
> 当事人:我这周又跟室友发生了一些矛盾,也影响了我的心情。
> 咨询师:这件事对你的影响程度是怎样的?
> 当事人:也挺大的,不过,暂时还能对付,大家都忙于复习,顾不上了。因为现在已临近考试,也许今天我们先讨论怎样做好复习更重要,我一想到这个就更紧张。
> 咨询师:好的,我们把讨论怎样做好复习列入我们今天会谈的日程,之后有时间或者下次再讨论室友关系的问题,你觉得可以吗?
> 当事人:好的。

四、复习家庭作业

接下来咨询师会知道当事人完成了什么家庭作业。回顾当事人的家庭作业是很重要的。如果咨询师不回顾,当事人一定不会再做作业。有些时候对家庭作业的回顾会相对简短;然而在其他一些时候,如果家庭作业和议程上的问题是相关的,那它可能会成为会谈的主要部分。决定花多少时间来回顾家庭作业,又花多少时间来讨论当事人求助解决的其他问题,这是咨询的一门艺术。

通常咨询师会邀请当事人大声阅读他们的家庭作业单中的作业。对于在前几次会谈中讨论过的适应性表述及对自动思维和信念的反应,咨询师邀请他们对当前的相信程度进行评分。咨询师会发现当事人做了哪些行为的作业,以及他们从中学到了什么。同时咨询师也会讨论哪些作业会对他们有帮助,可以在接下来的一周继续去做。如果有一些家庭作业项目需要更多的讨论(或者有些作业当事人无法完成),咨询师就可以和当事人一起决定在之后的会谈中对它们进行讨论,这样咨询师就可以迅速把作业的剩下部分回顾完。

咨询师:我们一起来看看上周的家庭作业(制订复习和休息的计划),做这个作业你有什么感受?

当事人:我觉得我很难按计划进行。

咨询师:最困难是在哪里呢?

当事人:我每次做题都会在难题上停留很久,做不出来就会分神,想到别人可能早都会做了,而我因为之前对被拆到新班级不适应浪费了很多时间,没有认真做作业,所以到现在还不会做,这样就越想越着急,越着急就越不会做,无法按计划来做。

咨询师:嗯,这是复习计划的情况吗?

当事人:是的。

咨询师:那休息计划的情况是怎样的呢?

当事人:我这周都能让自己保证在 11 点半前睡觉,白天也没那么容易犯困了。就这点感觉还可以,但是仍然很担心时间不够用了。

咨询师:保证休息时间后你觉得你的焦虑程度有变化吗?

当事人:似乎感觉身体舒服一些,没那么容易紧张了。

咨询师:听起来你通过计划首先保证了休息时间,收到了你想要的效果。那我们今天是要进一步继续讨论怎样让复习计划也能够达到想要的效果,是这样吗?

当事人:是的。

五、对议程进行排序

显然,除去议程设置、布置家庭作业和反馈,一次咨询花在主题上的时间不会超过 35~40 分钟。这意味着,一次会谈通常不超过两个主题,否则要计划多加 5 分钟左右的时间。

咨询师要在已排序的议程上列出问题的名称,并询问当事人他们想先开始讨论哪一个问题。这么做能给当事人提供更多主动参与和承担责任的机会。尽管有的时候,咨询师也可以带头建议首先讨论的议程项目,特别是当咨询师认为某一特殊的问题是其中最重要的。("如果我们从找兼职这一问题开始,你觉得可以吗?")

为了确定议题的先后顺序,可以考虑以下因素:①对当事人或他人,包括儿童在内,存在危险性的话题;②迫切的问题,例如可能失去的工作、即将到来的考试;③痛苦程度;④个案概念化的中心话题;⑤改变的可能性;⑥与需要学习的技能的相关性;⑦问题是否需要和咨询之外的某人一起解决。

在咨询初期,解决令人极度痛苦和复杂的问题通常是无益的,因为当事人不太可能掌握有效的处理技巧。同样,也应该避开一些和深刻的想法或核心信念密切相关的议题。

一旦议程确定,咨询师就该努力遵循,并在有所偏离的时候明确指出。例如,如果当事人跳到其他话题,可能表明他对于之前讨论的事情感到不安,咨询师就不能认为当事人希望先讨论别的话题。相反,咨询师应该和当事人讨论目前的困境,比如说:

> 这对你来说似乎很痛苦,这让我觉得它可能是一个非常重要的问题。你愿意按照我们在咨询开始时的协议花些时间思考一下这一点吗,还是更希望我们把重点转移到……上?

有时,允许当事人做出选择会有出乎意料的结果。同样,如果讨论中引发了具有危险性的话题,那么咨询师可能需要在日程的其他事项前优先考虑它,之后再回过头来讨论。

议程的处理需要小心谨慎,并且要尊重和理解当事人的立场。有时候当事人可能只是单纯希望释放一下在困难情境之下的情绪,并不期望能解决问题。但如果每次当事人都以这样的方式占去大部分时间,那么这可能需要进一步探究,但是,只是偶尔出现在一次甚至两次会谈中是完全合理的。

咨询过程中,咨询师要收集有关问题的信息,根据认知模式对当事人的困扰进行概念化,并且和当事人一起决定从认知模型的哪一部分开始工作,例如:解决问题情境、评估自动思维、减少当事人的即时痛苦(如果当事人的情感非常强烈,以至于无法聚焦在问题解决,评估思维或行为改变上)、建议行为改变(如果需要的话,教授行为技能),或者降低当事人的生理唤起(如果这妨碍了重要的讨论)。

如果需要的话,咨询师也可以对会谈定期进行总结,从而帮助当事人清晰地了解在会谈的这部分做了些什么。若咨询师要求当事人经常对相关话题或问题的要点做出总结的话,那么将会非常有益。总结应该包括当事人以自己的语言用一两句话来概括讨论的重点,例如,重要的负性自动思维。这有助于咨询师和当事人保持观点一致,同样也可用作日程上话题之间的衔接。在最初的五六次咨询中,每 10 分钟做一次总结并询问当事人咨询师是否准确理解了,这样的想法对咨询很有帮助。例如:"你似乎在说……和……我说得对吗?我遗漏了什么吗?或你能用自己的语言来说一下我们讨论的要点是什么吗?"

> 咨询师:除了家庭作业中发现的这个需要讨论的问题,你觉得还有其他需要讨论的吗?
> 当事人:就是我一想到如果考不上我理想的高中,就很难受,唉!(眼眶发红、润湿)

咨询师:听起来,这个是你最担心的问题?

当事人:(点头)

咨询师:你父母是怎样看这个问题的呢?

当事人:他们嘴上说我尽力就好,但是又经常说如果你还不抓紧肯定就考不上的。我妈妈每天工作很忙,还要送我和弟弟去不同的学校补习,爸爸每周都抽时间陪我练跑800米,我觉得爸爸的体力比以前差了,跑不过我了,我很担心。(流泪)

咨询师:听起来你很想有好的成绩回报父母的付出。

当事人:(点头,擦泪)

咨询师:父母在选择学校这个事情上有什么建议吗?

当事人:他们也很想我能考上那个理想的高中。但是按照我目前的成绩排名要考进那个学校可能性不大。所以他们觉得也可以把考入另一所区级的学校作为目标。

咨询师:你觉得你进那个区级学校的把握有多大?

当事人:如果我保持成绩不掉下去,还是很有把握的。

咨询师:听起来,你是想尽量努力考进最理想的学校,如果考不上也能接受进比较理想的区级学校。我这个理解对吗?

当事人:是的。的确可以这么想。

咨询师:这样想你的感觉怎么样呢?

当事人:感觉放松了些。

咨询师:也就是说我们今天讨论的是怎样做好复习,尽量考好。是吗?

当事人:是的。

六、最后总结和反馈

最后总结的目标是以一种积极的方式将当事人的注意力集中在会谈最重要的观点上。在早期会谈中,通常都是咨询师进行总结。随着当事人的进步,咨询师可以请当事人对最重要的内容进行总结。如果当事人在会谈中很好地记了笔记,那总结会变得更加容易完成。

咨询师:你觉得我们今天的讨论让你印象比较深的有哪些呢?

当事人:我觉得我在做作业的时候可以先把难题放一放,在完成了其他比较容易的题目之后再来做,会觉得没那么难;还有就是我也可以不要只想着只能考进最理想的高中,这样会让我总是感到很紧张,反而没法专心复习。

咨询师:听起来你通过今天的讨论有了更多、更灵活的做法和想法,你觉得这些对你有什么帮助呢?

当事人:我觉得这样就不会把自己逼得太紧,更能专心复习。

最后总结之后,咨询师会询问当事人对会谈的反馈情况。每次会谈的最后一部

分,咨询师都应该寻求当事人的反馈。例如,咨询师可以说:

> 若你能对今天的进展情况做出反馈,那将非常有益。如果情况令你失望或者我说了一些让你不舒服的话,你可能很难开口。但在我们努力尝试处理你问题的过程中,非常重要的一点就是你感觉能够说出咨询有益或者无益。从今天的咨询中你有什么收获?……还有其他什么事情对你有帮助?……我说了什么妨碍你思绪或者无益的话了吗?……对于今天的情况还有什么其他看法?

引出反馈可以为咨询师提供当事人的思维信息,这会有助于进一步加强咨询关系,不仅给了当事人表达误解的机会,也给了咨询师消除这种误解的机会。有时,当事人可能会对咨询师的言行做出自己独有的理解,询问当事人他们的烦恼是什么,可以给他们说明的机会,然后咨询师就能检验他们的结论了。

> 咨询师:为了能更好地帮到你,以便改进,我现在想了解你对我们这次谈话的满意度是多少,可以吗?(0~10分,0分是完全不满意,10分是非常满意)
> 当事人:9分。
> 咨询师:剩下的1分是什么呢?
> 当事人:我还需要解决考试时容易因为粗心失分的事情。
> 咨询师:好的。我们把这个列入下次讨论的日程,你觉得可以吗?
> 当事人:好的。

第二节 治疗阶段

一、早期阶段

早期阶段的认知行为治疗的任务是:和当事人建立信赖关系,将他们的困难正常化,并给予希望;收集资料进行初步个案概念化、建立治疗目标;通过心理教育帮助当事人识别他们的心理障碍、认知模式(事件、思维、情感和行为之间的关系);教给当事人认知行为治疗中的一些基本概念(如自动思维、认知评价等);对当事人的重要问题开始工作。

(一)目标设置

在治疗目标上达成相互一致,是认知行为疗法保证在有限时间里达成有效治疗的另一个途径。这有助于使治疗结构化并维持治疗焦点。共同努力建立目标,这个过程同样体现出认知行为疗法强调的合作性:治疗的目标对当事人中肯,且结合了咨询师的意见。

目标设置强调改变的可能性,这可以让当事人在面对看似不可克服的问题时,产生希望、减少其无助感。同时还暗示着治疗会结束的可能性,因此当即将结束之时,它可帮助咨询师用开放直率的态度协商结束治疗。

如何设置目标?目标应该"SMART",即①具体的(specific);②可测量的(measurable);③可行的(achievable);④现实的(realistic);⑤并有一定的时限(timeframe)(即完成的日期)。

设置具体而详细的目标有助于增强当事人的控制感,把问题整体分解成很多部分,就会感到更易于处理。可由一般性的问题作为开头,如:"在治疗结束时你希望情况变成什么样子?""你怎样知道治疗已经取得了成功?""在治疗结束后,你觉得会有什么不同?"

例如,有一位女性感觉自己对健康的担忧操控了她的人生,这是咨询师与她进行的第一次讨论:

咨询师:你从何得知治疗已获得成功?和之前相比有什么不同?

当事人:我将停止检查身体内的肿块;我不会让家人忍受我总在考虑癌症。我能够去医院看望别人了。我认为最重要的是每次提到癌症我不会感到恐慌。

这个当事人的反应显示了一个常见的问题:她描述了她希望不会怎样,而不是她希望会怎样。这就是所谓的"死人的解决方案",即目标可以由一个死人来完成,不再有恐慌的情绪,不再检查肿块,不再谈论与癌症有关的事情……要求当事人描述他如何去想或者他想成为什么样的,而不是他要摆脱什么。

解决这个问题的一个好方法是运用所谓的"奇迹式问题":

假如,今晚你正在睡觉时发生了一个奇迹,你的所有问题都突然消失了。但你睡着了,所以并不知道它的发生。当第二天早上你醒来后并度过这一天,你将如何意识到奇迹发生了呢?你会注意到自己或其他人有什么不同?别人又会如何发现奇迹的发生?

对于上文中的这位女子,经过最终协商,治疗目标确定为:她每个月只进行一次胸部检查;和丈夫95%的谈话是有关症状以外的话题;如果医院允许,她将去医院探望生病的亲戚;如果有症状出现她会冷静地反应。为了评估她在这些目标上的进展,咨询师会问她一些问题,如:"能把实施的过程分成更少的步骤吗?""取得进步的首要标志是什么?"

咨询师的另一个职责是确保目标的现实性。当事人可能会有不切实际的极端目标,比如社交焦虑的人想要在治疗结束时找到一个生活伴侣;也可能目标太低,比如强迫症当事人想要把一天洗手的时间减少到4小时。偶尔,咨询双方可能会难以达成一致目标。例如:患有神经性厌食症的当事人可能想减肥;配偶治疗中,有夫妻一方可能想让咨询师同意另一方对问题负全部责任;疑病症当事人可能想从咨询师那里得到安慰。在这些情况下,需要进行巧妙的协商,而且这个过程可以让咨询师和当事人明白治疗能够或不能够达成的目标。

目标切实可行同样重要,其中包含的变化应该在当事人可控的范围之内,尤其是他应该着重关注他自己的变化,而不是他人的变化。例如,当事人以求职为目标可能是合理的,但如果获得一份特别的工作并不最终取决于当事人自身,那就不是一个可行的目标了。人们是否拥有资源——资金、技能、毅力、时间——去实现目标也是值得考虑的。

至于哪个目标该优先处理,可以通过考虑那些优先讨论的主题所具有的共同因素来实现。最初要处理一些改变可能迅速发生的目标,这样能增强当事人的希望。其他该考虑的因素包括危险性和紧迫性、重要性和当事人的痛苦水平,以及是否有特定的目标在逻辑上需要在其他目标实现以前得以实现。对于咨询师来说,其他需考虑的因素包括目标对个案概念化的向心性和伦理上的可接受性。

（二）家庭作业

有证据表明做家庭作业的当事人比不做家庭作业的当事人表现出更明显的进步,这可能是由于他们有更多机会把从治疗中学到的知识推广到日常生活中去（Niemeyer 和 Feixas,1990；Persons 等,1988）。问题大部分存在于治疗之外,而不是治疗之中,当事人可以通过家庭作业收集信息、检验新的思维模式和行为,并在直接经验中学习。认知行为疗法的常规模式是向当事人传授技能,而同样重要的是让当事人有机会在实际生活中练习这些技能,不管是识别负性自动思维、解决如何减少安全行为的问题,还是在特殊情况下如何增加自信的问题。

治疗间的任务对认知行为疗法很重要,因此必须安排时间布置任务,这可能需要咨询结束前的 5~10 分钟来布置。家庭作业往往是由讨论的主题产生,也可以是主要议题的直接延续,应该在会谈初期的讨论中设计出来。例如,议程的焦点是负性思维在引发焦虑感中所起的作用,显然,随后一周的家庭作业可能是让当事人寻查与焦虑有关的诱因和想法。

家庭作业可涉及的范围非常广,要设置恰当的任务需依赖咨询师和当事人的智慧。它可以包括:阅读相关资料;听咨询磁带;对情绪、想法或行为进行自我监控;行为实验;练习新技能,例如思想记录或果断反应;对过去经验进行历史性回顾;活动安排等。重要的是对咨询要有意义,且对随后的咨询或特定目标的完成都要有帮助。例如,消除安全行为可能直接有利于下一次会谈,实验的结果可以充实原有概念化,然后引入下一个安排。另外,针对低自尊,当事人也许需要将记录正面信息作为一项长期任务,且对其的讨论会越来越少,除非被作为日程的主要议题。

可能会有许多原因让当事人经常不完成家庭作业。下列原则有助于确保当事人有效地完成家庭作业。

（1）家庭作业应该符合会谈内容的逻辑。

（2）家庭作业应该适当,且当事人认为其适当。可以提出这样的问题对其检验,如:"这个有意义吗? 你能总结一下你认为这对你有何帮助吗?"随着当事人制定家庭作业的能力日益增长时,之后的咨询就很少会出现这样的问题,但在早期,当由咨询师带头制定合适的家庭作业时,则可能出现更多问题。

（3）要记住当事人在咨询之外有自己的生活。虽然把治疗排在第一位很重要,但他们所期望做的事会受到很多限制,如果感到负担过重他们将不大可能去完成家庭作业,因此要向他们核实。

（4）家庭作业应计划详细,说清楚该做什么、何时、何地、和谁一起,等等。必须认清困难和陷阱并进行讨论。比如,从上班时运用自我监控表格会感到尴尬,到没有钱在社会情境中进行行为实验,都是完成家庭作业中遇到的困难。同时,要注意一些可能会影响家庭作业完成的潜在信念。例如,一个完美主义信奉者可能会发现活动日程很难完成,因为他可能认为他的任何活动都不够好;再例如一个低自尊的人可能发现很难完成任何任务,其结果可能被解释为缺少咨询师的期望。在治疗早期阶段,预期的问题应该在当时就解决,而不是试图改变这些潜在的信念。

（5）确保家庭作业"有效",无论如何,它都可以作为有用的资源。例如,如果当事人试图减少对特定情形的回避,设置家庭作业即使不能减少其回避行为,也可收集到关于焦虑思想和情绪的许多有用信息。

（6）至少在治疗初期要提供相关资源,如日记格式和阅读材料。

（7）咨询师和当事人都应该把协商好的家庭作业记下来。虽然咨询师的记录肯定比当事人更快,但这有助于在治疗中树立积极性,这是向完成作业迈出的第一步。

（8）检查家庭作业应该始终被列在下一次治疗的议程中。部分原因是制定家庭作业本来就是为对治疗有意义,但从更普遍的层面来说,是因为如果你从不对其进行跟踪检查,当事人就很可能无法坚持完成家庭作业。

如果家庭作业已经完成或快要完成,就应该被仔细检查。例如,如果当事人已经读完一本书的一章,那么就应该了解:什么对他是有用的? 什么使他警醒? 有些部分很难理解吗? 如果他完成了活动计划,获得的喜悦和成就是什么? 他学到了什么? 接下来怎么做?

另一方面,如果没有完成家庭作业,重要的就是探究未完成的确切原因。可能有一些实际的原因(工作中有人生病,所以工作量突然增大);当事人可能忘了;可能没有经过详细的讨论,或没有记下来;任务在某些方面太难了。在这些情况下,此任务可以被修改作为下一次的作业,或者你和其他人可以协助他完成任务。

（9）如果存在潜在信念妨碍任务的完成,那么如上所述,至少在治疗初期,应该讲究实效地去解决问题而不是过早地尝试改变其信念。例如,如果某个特殊的任务激发出当事人有关控制和自主的信念,那么应该修改任务以便让他进行更多的控制。这不必专门去说明,除非在个案概念化中对此信念进行过详细的讨论,或除非治疗进展到将此信念作为治疗焦点之时。

总的来说,从一开始就确立这种信念很重要,即家庭作业是治疗的重要组成部分,没有家庭作业提供的信息和反馈治疗就很难进行下去。尤其是当由于资源的限制导致实际可用的治疗有限的时候。精心设计家庭作业可能意味着非常有限的治疗可以让当事人产生巨大的变化,因为大部分工作是在治疗之外进行的。

（三）治疗监测

由于认知行为疗法时间有限、重点突出、结构化,所以在治疗期间咨询师需要定期进行评估监测,这有助于保证治疗的焦点,评估进展是否足以保证治疗继续进行,或是否需要改变治疗方法。监测应该与治疗开始时制定的共同目标相联系,如果中期目标和终极目标都确定了,进行评估就比较容易。其他方法诸如问卷调查或自我监测也有助于评估。

最好在一开始时就约定好在进行了四五次会谈以后,要检查治疗的进展情况以便评估认知行为疗法是否有效果。虽然如果决定不再继续进行认知行为治疗,对它寄予厚望的人们会感到失望,但在早期决定总比在治疗 20 次后却没有任何变化时再决定容易得多。

初期评估监测之后,应该每隔 5 次或 10 次治疗就进行 1 次深入评估。在最初的一两次治疗中设定的概念化只是尝试性的,因此做定期评估很重要,以便在治疗进展中纳入新的有用信息。这些信息可以在家庭作业,或是治疗中进行的行为实验等中获得。即使个案概念化的基本框架不会改变,但维持过程的细节可能会有所更新,还可能发现一些有用的干预方式。比如,一个患有广场恐惧症的男子因为长期避免产生这种想法的情境,所以不清楚其灾难性想法的内容。一旦发现他认为的“没有人帮助他”的想法以后,就可以由此建立个案概念化,并可设计实验来对此想法进行检验。

如果几乎没有变化,或者治疗走入了死胡同,这时尤其要对治疗过程进行评估。那可能意味着个案概念化没有起到任何帮助或有重大遗漏。对治疗关系进行评估也十分重要,注意寻找是否有事物妨碍了应用个案概念化去解决当事人的问题。这些问题可能包括咨询师自己的盲点,因此需要跟咨询师的督导进行讨论。如果没有找到解决办法,那就应该决定在此时停止治疗。

二、后期阶段

随着治疗的进展,重点会从评估逐渐转移到干预方面;任何干预的结果都应与最初的个案概念化联系起来看看是否需要修改。当事人越来越独立地决定一些事情,如要进行哪些议程事项,每一项需花多长时间,布置什么样的家庭作业;随着不断学习认知行为疗法的技能,当事人在一些事项的治疗中占主体地位,例如,评价消极思想和设计行为实验来检验新观念。

在治疗初期,咨询师可能会将大部分时间花在当前的思想、感觉和行为细节上,但在治疗后期,咨询师可能会在识别和评价无用的信念上花些时间,特别是当咨询师认为如果信念不做修正,当事人可能会有复发可能的时候。

强调技能的可用性,意味着当事人应该思考治疗过程中所发生的事,因此提出诸如这样的问题是很有帮助的:“我们在那做什么?”“你能识别出你当时的那些错误想法吗?”“在其他情况下你会怎样使用它?”很重要的是将进步归因于当事人,尤其是当事人具有依赖性时,他很可能将变化归因于咨询师的关心与技能而不是他自己的努力。

随着治疗的进展,治疗的频率可能会减少,隔 2 周进行 1 次或者 2 周 3 次,在治疗结束前也许还会减少到每 3 周或 4 周 1 次。

三、结束治疗

如果治疗目标比较明确,并且已经取得了较好的治疗效果,那么结束治疗就相对容易些。同样,咨询师要记住这样一种理念,治疗需在对目标和进展的定期检查中结束,因为这能够突出治疗过程的短期特征。当事人将逐渐相信自己能够运用治疗过程中所学的技能并通过认知行为疗法解决自己的问题。

当治疗临近结束时,根据咨询师和当事人一起做过的复发管理工作,和咨询师的当事人建立一种处理未来可能遇到的任何紧急问题的"蓝图"。这包括:①在治疗期间学到了什么。②什么样的策略最有用。③以后什么情况是很难处理的或者可能导致问题的复发。④治疗过程中所学的什么方法可以解决这个问题。⑤如何处理一个严重的问题,包括必要时与咨询师进行电话交流。

应该强调这样的观念,即当事人已经可以处理将会出现的大部分问题,即使在某种情况下当事人还需要寻求咨询师的帮助。

治疗不能戛然而止,最好能在随后的一年里安排1~2次辅助治疗。这样咨询师可以检查进展情况,提升当事人成功处理问题的概率,看看当事人如何处理以前预期会出现的问题,如果有必要,还要核实无益思维或行为模式的再度出现(比如安全行为)。

尽管当事人是逐步地退出治疗、逐渐强调对技能的习得,一些当事人仍然担心在治疗结束后他们还无法独立应对。这可以通过标准的认知行为疗法来解决,即识别令人担忧的想法并帮助当事人应对这些想法。这包括重新评估并设置行为实验来检验可替代的观点。如果当事人有依赖性,那么正式治疗结束后一年内的辅助治疗可用于检验独立应对的信念(可以通过记录真实数据的方法)。

例如:一名35岁的女当事人,由于一系列事件抑郁,其中包括在应对家庭事物和工作岗位变化等方面的困难越来越多。她对治疗反应较好,已经取得了持续数月的进步。然而,她仍然会有这样的想法:"每当我遇到问题时都觉得毫无头绪、无法处理,会把事情搞砸。"她的家庭作业是假如她的朋友面临类似的情况时她可以对她的朋友提供哪些建议。她回忆了几个月以来自己成功解决困难时的情形,其中包括应对丈夫突发的疾病、工作任务的增加及噩梦的减少。她还与咨询师探讨了一种倾向,即她会过分地关注艰难挣扎的时刻,为了缓解这种选择性负面关注,他们一致认为她应持续数月地记录每一次成功应对困难的经验。

第九章　认知行为治疗的案例工作过程及分析

第一节　与当事人的初次接触

真正学会认知行为疗法的最好方法是直接进行认知行为治疗。谨记,在你开始临床工作的头几年里,你的治疗必须要在督导下完成。

本节以典型当事人为假设展开初次接触的过程。虽然这不完全符合你在临床中遇到的情况,然而通过学习这些内容,你能够看到与当事人逐渐熟悉的过程。最重要的是,我们关注与新当事人建立关系,并利用与当事人的早期交流来提示个案概念化。

不论与当事人的初次接触怎样,对许多人而言,迈出寻求帮助的第一步是很让人望而生畏的。我们都遇到过这样的当事人,他们会反复考虑数月甚至数年之久,才能够真正来寻求心理咨询。因此,咨询师对于当事人的处境及其可能感到的不安或尴尬要十分敏感。

我们应当从初期会谈中寻找基本信息及其他相关信息,来确定下一步合适的计划。

一、做好准备

当事人来与咨询师谈论非常私人的问题时,他们通常是很焦虑的。尽可能保持平静的咨询气氛是我们的职责。但这并不容易,因为在咨询师第一次与当事人见面时,有大量的事项需要准备。咨询师需要当事人的基本信息(很可能是你在第一次电话或微信、邮件等方式中收集的)、准备需要填写的所有表格(如同意书、访谈提纲等)、测评工具、笔及一个提醒时间的手表或闹钟。有些时候,还需要为咨询准备录像或录音。如果咨询师是在一间跟许多咨询师共用的办公室里接待当事人,而且不是所有的物品都在手边时,要准备好它们就更难了。不断地出入办公室或治疗室,拿纸、工具或其他物品会让当事人觉得咨询师没条理并且不专业。

做好准备的关键在于给自己留够充足的时间。如果咨询师在上午9点要见第一个当事人,并已知晓需要和其他咨询师共用一间办公室,那么记得早到半小时。拿出一些时间确保已经准备好了所有需要的物品,而且办公室也已经整齐干净。如果是在咨询师自己的办公室见当事人,准备好所有需要的物品,并同样的,确保工作环境整洁且已清除了与任何当事人相关的信息(比如电话留言、记录等)。如果当事人一进入咨询师的办公室就很轻易地看到有其他当事人名字的文件随便地放在桌上,他们很自然地会怀疑咨询师的保密承诺。

在当事人到达之前,最后一个要准备的是——穿着。在选择穿着时,需要考虑以下事项。提供心理治疗的诊所是专业场所,就像医生或牙医的办公室一样。这些年来一些新咨询师会穿着像准备要去酒吧或去度假的衣服来工作,而这并不合适,可能让当事人怀疑他的咨询师是否成熟及是否认真。以下是一些需要考虑的一般准则:女咨询师应避免穿低胸上衣、短裙或紧身衣。一些衣着选择可能会令当事人不安。比如,一位寻求社交焦虑症治疗的男士,他与有魅力的女性交流时有困难,就可能会因穿着暴露的咨询师而感到紧张。类似的,一个患进食障碍的女性可能因她的咨询师穿紧身衣凸显身材而感到不适。女士同样需要注意避免很突出的妆容、叮当作响的首饰或穿着露出涂色脚趾的鞋。尽管以上穿着都是外出度过一个晴朗夏日的绝佳选择,但它们可能会使本来就因第一次见面而很紧张的当事人更加不能集中精力于心理咨询师。男士的穿着通常较少有争议,但也值得一提。男士应注意让自己穿得更专业,可以穿有领衬衫(通常可以加一条领带)、齐展的裤子(不是牛仔裤)、短袜及正式的鞋(而非运动鞋或凉鞋)。

二、留意关注的焦点

在第一次当面交流中进入具体的内容之前,需要考虑关注焦点的问题。在与当事人的所有交流之中,包括测评或治疗会谈,我们的注意力都应集中在当事人身上。与当事人互动时,我们应该尽可能多地将注意力集中于当事人。我们应该注意他们所说的,以及通过肢体语言和面部表情交流的内容。这种水平的注意会让咨询师在会谈中发现相关信息,而这些信息正是诊断与开始概念化个案所需的。

三、自我介绍及征询录音录像的许可

在初次会谈的最初几分钟,最先出现在咨询师脑中的应该是社交礼仪。咨询师必须避免直入主题,只想着完成任务,却忘记了向当事人打招呼、欢迎他们来到咨询室及介绍自己。最初的这几分钟会带来巨大的不同,包括建立关系、让当事人感到轻松及让其感到咨询师关注作为个体的他们,而不是作为症状集合体的他们。通常,第一次见成年当事人时最好称其为某先生或者某女士,许多当事人会马上说可以直接叫他们的名字,当然也可以问当事人他们是否接受直呼其名。中心原则是尊重当事人。尽管一般的经验是绝大多数当事人认为直呼其名是合适的,但事先征询他们的意见有助于建立良好的关系。

当向当事人介绍自己时,应提供自己的全名并告诉他们可以怎样称呼自己。咨询师或许也愿意向当事人介绍一些自己的"专业背景",例如,"我已经在这家机构工作约两年了。我的临床工作与研究中的主要兴趣点都是婚姻关系。我从学生阶段就一直在此工作,并且非常喜欢这一工作"。尽管关于自我专业背景的介绍绝不是强制,但这可以减少距离感并让当事人感到更舒适。有时当事人可能会问更多关于咨询师的信息。他们可能很好奇,并想知道咨询师是否结婚了、有没有孩子、在哪里长大的及其他更多的个人信息。这些问题可能源于当事人对咨询师的正常好奇,也可能源于他们认为治疗关系是偏向一边的。在治疗关系中,他们要非常详细地谈论自己,而咨询师则相对分享的很少。

不论当事人询问更多个人信息的原因是什么,在被问及更多信息时咨询师可能会感到不舒服。决定如何回答这样的问题,需要注意发展治疗关系与过度自我暴露之间的平衡点。多少暴露算过度自我暴露取决于许多因素,包括咨询师自己对自我暴露的舒适范围,对当事人过多的自我暴露是否不当等。然而,在多数情况下,满足当事人的好奇心同时也为建立坚实的治疗关系,提供一些个人信息也是可以的。

在与当事人初次会谈时需较早地介绍记录会谈(通过录音、录像或如今更常见的数码记录)及督导的相关事宜。出于督导的目的会经常要求新手咨询师记录其评估与治疗会谈。在获得允许的过程中,咨询师应该向当事人解释记录会谈的原因、谁可以看到这些记录及保密的措施(比如,记录文件将怎样保存、记录的数码文件将怎样传输)。通常,在咨询师简要恰当地介绍过保密事宜,并告知记录是用在督导中后,绝大多数当事人几乎都不会拒绝记录会谈。

四、简介会谈的框架

在一般性的介绍之后,接着就该向当事人介绍会谈包含的大致内容。通常在第一次会谈中,咨询师会从"处理业务"(获得评估的许可、与当事人讨论保密事宜)开始,接着进行测评。简介评估的过程,包括最初如何让当事人熟悉评估过程。

不论交给当事人文件的确切内涵如何,咨询师都应该在初次会谈及当事人忧虑此事的时候讨论保密事宜。一些当事人会很清楚地告诉咨询师,这是他们担心的事。他们可能担心其他家庭成员或其雇主知道这些信息。绝大多数当事人,不论其表达与否,都可能关注保密。由于治疗涉及与一个完全陌生的人讨论非常隐私的问题,这种关注也是理所应当的。最重要的是如果没有隐私保护,许多当事人甚至都不会考虑治疗,或虽然开始治疗,却不愿谈论与其问题紧密相关的事。

同样重要的是,咨询师必须说明在哪些特定情况下不会遵守保密原则。应告知当事人如果有以下情况,咨询师将不再遵守保密原则:①他们威胁伤害自己;②他们威胁伤害其他特定的人;③他们说出虐待了某个孩子;④法庭或法律传唤他们的记录。应该强调这些保密及其限制,在与当事人接触时越早讨论越好。

五、提出建议

咨询师初次咨询的目的是为当事人的咨询进程提出建议。这需要考虑许多事情,其中可能包括对当事人进行一个更深入的评估,或者当咨询师或咨询师的同事都不能治疗当事人时,要将其转介给其他咨询机构、医疗单位或专业人士。做出转介时需要十分小心,要考虑到当事人可能会因这个建议而感到被拒绝。比如,可以这样告诉当事人"看来,你目前的情绪状况需要先去医疗机构做详细的检查诊断,根据法律我们咨询机构没有这个资质和权限,所以,我来向你推荐一些在这个领域里能提供这种诊疗的医疗机构吧?之后,我们随时欢迎你联系我们"。

总体来说,当潜在的当事人联系咨询师,他们是想要得到一些东西,如预约、转介或相关信息。要给他们留下这样的印象,即联系咨询师是一个不错的决定,会给自己带来积极的变化。在初次接触中,需要确保以缓慢及易理解的语言提供信息。应避免使用心理学术语,让信息简单直白,并确保对方可以提问题。

第二节　评估过程

到这个阶段,当事人已经同意参与评估,并且已被告知保密的信息和保密受限制的情况,接下来就可以进行评估了。在第二章我们已经介绍过评估的一般性指导信息,接下来我们用一个案例来呈现典型的评估是如何进行的。

一、初次接触

24 岁的小 A 因为同事关系困难前来求助。她害怕在人际交往中表达自己的意愿,会有焦虑的表现(如声音颤抖和表情僵硬),这些会让人们负面地评价她。小 A 联系咨询师时对接受治疗很有积极性,主要由于社交焦虑干扰了她的工作及生活方式。

小 A 独自前来,面带微笑,端坐着,略显局促。

咨询师:你好! 有什么可以帮到你呢?

小 A:我在一个上市公司工作快 1 年了,我的同事关系不好,很担心影响工作的续聘。

咨询师:发生了什么事吗?

小 A:我的主管性格比较急躁,经常是她说错了又怪我没有听清,她的一些指令不太合理,我也不敢提出异议,导致事情没做好,被经理问责,主管又怪我为什么不提醒她。另外,我跟一个同事合住公司宿舍,我不想得罪同事,在意见不合时我也总是顺从她,即使心里很不舒服也不敢表达。但是感觉她并不喜欢和我待在一起,闲暇时她都是另约其他同事去玩。我觉得我跟公司同事的关系都比较疏离,下个季度就要开始提交续聘申请,我很担心大家会给我不好的评价,以致不能续聘。我最近半个多月睡眠变差,容易醒。胃口也变差了,容易哭,又不敢被别人看到,很难受。一周前去医院就诊,诊断为"抑郁焦虑情绪",医生开了一些助眠药,建议找心理咨询。

咨询师:你这种情况以前出现过吗?

小 A:有的,我大二时也出现过,也是觉得跟室友很难相处,每当我和室友意见不合时,我都是顺从她们,导致她们越来越不尊重我,我很不高兴但又不敢跟她们直说,担心没朋友,情绪一度也很低落。后来我减少了在宿舍的时间,早出晚归泡在图书馆或者去社团跟随高年级的学长在一起搞活动,室友关系基本也维持到了毕业。现在我很想搞好同事关系,但是感觉跟同事关系却越来越疏离,我很担心工作不能续聘,那我就要离开这个公司了。

咨询师:听起来你在人际关系里总是顺从别人、不敢表达自己的想法、担心被排斥?

小 A:是的。我从小就这样。因为我爸爸在家比较强势,什么都要听他的,我和我姐都比较怕我爸。妈妈也比较让着他,也让我们都要听爸的。妈妈还总是强调如果孩子在别人面前乱说话,是不招人喜欢的。但是在参加工作之后,我发现工作任务是环环相扣的,如果生管的指令有问题我也不说,最后事情没干好,我也连着遭殃。然而,每次我想提醒主管时我就感到非常紧张,我真的没有办法对主管表达我的一些不同意见,我很害怕主管会不高兴,我不知道什么可以说、什么不能说。我不知道怎么办,如果我不能续聘,我就会失去这个工作。我很担心。

咨询师:如果你真的失去了这个工作,你最不能接受的是什么?

小 A:我觉得我爸一定会说我就应该听他的。他早就说要我考公务员,比较稳定,我没听。

咨询师:如果爸爸真的这样说,对于你意味着什么?

小 A:说明我的决定是错的。

咨询师:那这又意味着什么?

小 A:说明我不听我爸的就会失败。

咨询师:如果你失败了,又意味着什么?

小 A:我家里人就会不理我了。

咨询师:听起来,你觉得这是证明了如果你不顺从就会被拒绝?

小 A:是的。我爸就是这样,如果不听他的,他就会斥责你、冷落你;如果我因此做错了,我妈就会加进来数落我为什么不听爸爸的。

咨询师:爸爸妈妈拒绝你,对你来说意味着什么?

小 A:他们不能理解我。所以我有事宁愿跟我的发小说。

咨询师:听起来你有多年的好朋友?

小 A:是的。有 2 个,我们从小玩到大。但是,是我自己的问题,发小也帮不了我。

咨询师:你的苦恼跟来我们这里求助的一些当事人很类似。接下来我们继续完成一个更全面的评估。评估有两个主要部分:我们会给你一些问卷,询问与焦虑和抑郁相关的感受或症状;我还需要详细了解焦虑和抑郁给你带来的问题及可能遇到的其他问题。

小 A:我上网查了一下资料,我觉得我是社交焦虑。我是不是也有抑郁症呢?但是医生说我是"抑郁情绪"。

咨询师:这是很好的问题。所以,我们今天做评估有两个目的:一是探讨你现在遇到的问题是什么,二是应该怎样治疗。我们先进行评估后再做决定。评估完成之后,我会给你一些反馈,并且我们可以讨论关于治疗的建议。

二、提出建议

在与小 A 的初次谈话就要结束时,咨询师将她的担心"正常化",留时间让她提问题并开始评估。咨询师推断小 A 更符合社交焦虑的诊断标准。进一步的评估会让咨询师为小 A 提供更多关于治疗及治疗将怎样帮助她的信息。

小 A 完成了贝克抑郁焦虑量表,咨询师评估了小 A 的自评量表,了解可能让她感到困难的事。发现焦虑量表是中度的得分,抑郁量表是轻度的得分。

> 咨询师:从量表结果来看,你的焦虑分还更高一点。那么,接下来,我们将完成一个结构化临床访谈。访谈会评估一些不同的心理问题。这可以确保我们"覆盖了所有方面"。我们想确认焦虑是否能最好地解释你现在遇到的问题,并查看是否有其他需要注意的问题。我问的有些问题会与你密切相关,我们会集中于这些部分。其他问题如果相关不大,我们会跳过。今天这段时间我们的目的是找出你现在遇到的困难,并看看我们能怎样最好地加以解决。你觉得怎么样?
>
> 小 A:我特别担心社交焦虑会不会影响到我今后都无法工作、无法谋生……
>
> 咨询师:我完全理解。还有没有其他特定的事让你感到担心?
>
> 小 A:没有了。

三、小 A 的评估会谈

1. 人口统计学信息　小 A,24 岁,办公室文员。在本省的一个小城镇长大。小 A 从小学习努力,成绩很好,顺利考上重点大学来到省城就读。小 A 大学将近毕业时,在老师的鼓励下参加企业校招应聘,成功入职本省这家上市企业,小 A 对这个工作非常珍惜。因为父亲一再要求她去考公务员,但她不喜欢,她很想现在这个工作能够稳定下来。小 A 目前跟一位同事合住公司宿舍。

父母在老家的一个小镇上。父亲高中文化,开个小厂;妈妈初中毕业,一直是家庭妇女。有一个大自己 6 岁的姐姐,因为年龄差距较大,小 A 跟姐姐交往不多,关系一般。姐姐在家乡中专毕业并就业,已结婚生子。

2. 呈现的问题及其历史　小 A 大致描述了自己的情况。她说从小就很怕说错话。因为爸爸父亲性格比较强势,家里的事情总是要按他说的做才行,否则就被他呵斥,家里人都有点怕他。小 A 从小跟妈妈较多,妈妈性格比较懦弱、依赖,也常教姐妹俩要听话、少惹事。小 A 说小时候的一件事她印象深刻:一年级(7 岁)放暑假跟邻居几个大小年龄不一的孩子一起玩,一个大一点的女孩子说自己的发夹丢了,怀疑是一起玩的小伙伴藏起来了,其他人说没有,轮到怀疑她,小 A 为了要证明自己,主动提出打开家门让小伙伴进来翻看。妈妈从外面回家正好看到,指责小 A 不应该自作主张让人进来翻看,埋怨自己不会应付。从此以后就更加认为不能自作主张,否则就会被指责。小 A 小学到初中都在本镇,学习成绩一直很好。有几个从小玩大的好朋友,长大后虽然各奔东西,也都保持联系。特别是其中一个发小,也是大学毕业,至今一直来往较多。

高中离家考到县城重点中学就读,刚开始住宿时面对陌生的同学很不习惯,感觉好像六神无主,不知道说什么、做什么合适。之后她总是让着别人、顺从别人,倒也相安无事。后来大家主要精力专注于紧张学习、高考,也算顺利度过了。

在大学期间,小 A 觉得跟同学相处比较拘束,在跟同学有分歧时,从不敢发表自己的意见。也觉得大家除了向她请教功课之外，都不是很喜欢和她待在一起聊天。比如闲暇时，大家会相约出外活动，小A通常都是被动跟随，遇到陌生人更是不敢多说话，总是感到尴尬。尤其是跟室友的关系一度成为自己最大的困扰：她凡事都顺从室友，室友觉得她从来都不会有什么意见。小A感到室友越来越对她发号施令，心里感觉很不舒服，又担心说出来别人不高兴，心里很矛盾。大一时曾经因此失眠，在学校心理咨询中心接受咨询，学习了放松训练，同时自己也接受咨询老师的建议把时间和精力更多地投入跑步、学习当中，失眠有所好转。由于学习成绩好，班里的同学也会比较愿意和她一起小组学习。

临近毕业时，在老师的建议和鼓励下，小A在校招中顺利应聘入职到本地这家上市企业。

但是到了工作岗位之后，小A发现工作跟当学生很不一样，在工作中经常需要表达自己的想法，比如发现主管的指令有误或者不合理，如果勉强顺从便难以执行甚至把事情搞砸。每当此时她总是感到非常焦虑，生怕说错了什么让主管不高兴。实在无法回避、需要开口说话时，她感觉喉咙发紧、声音颤抖，有时，主管会提醒她大声一点，这时她就会更加紧张：心跳加快，脑子发蒙，身体僵硬，表情尴尬——感觉自己在"假笑"、词不达意，她感到这让别人觉得自己的样子很怪。小A在工作会议上需要表达时也会出现这种焦虑反应。因此，小A担心主管会越来越对她不满意。此外，她感觉跟同事之间的关系也是由于从不敢表露自己的想法，以致交往总是浮于表面，关系始终疏远。

高中和大学时，顺从他人及较好的学习能力能帮助她度过人际关系困境。但是在就职后，害怕表达想法再次成为小A必须要解决的问题。应对这些问题的无力感使小A产生抑郁情绪，因此，社交焦虑是她的主要问题。

小A细致地描述了自己目前的问题及这些问题的历史。此外，在讲述她的困难时，咨询师问了一些问题以填写认知模型中的"空白"。看起来，最让小A感到无力的情境是需要表达异议的时候，当问小A在需要表达异议时有什么想法时，小A说："我会说错话""别人会不喜欢我"。这让小A选择压抑顺从（行为反应），但是，当她不得不需要表达时（需要跟主管、同事、室友沟通），她变得非常焦虑（情绪反应），感受到许多焦虑的躯体症状，包括心跳加快、喉咙发紧、声音颤抖、脑子发蒙、面部紧绷、身体僵硬等（生理反应），说话声音变得微弱细小（行为反应），她感到这会更加让人觉得自己看起来很奇怪。在咨询期间，咨询师也获得了其他能够帮助她进行个案概念化的信息，包括寻找那些可能导致小A现阶段问题的核心信念。

3. 半结构化临床访谈 对小A的半结构化访谈进展顺利，咨询师首先询问了抑郁可能涉及的自杀风险，小A表示从未出现过自杀念头。在了解有关社交焦虑的问题时，小A也十分坦诚，能够向咨询师提供足够多的信息，从而让咨询师能够仔细辨识和评估——当事人的症状符合社交焦虑障碍的诊断标准。

4. 自我报告问卷 小A在问卷中报告自己经历了中等严重的社交焦虑，她也讲述了对人际关系状况的担心。访谈的最后，咨询师对小A关于人际关系题目的回答提出疑问。这个信息在了解个案及提出治疗上是非常有用的。影响小A对工作担心的一个很明显的因素就是社交焦虑；她在新角色中的不适感让她很害怕会失去工作。

小 A 还表达了自己对家庭的不满意。她的家庭不太支持她进入企业工作的选择。小 A 解释说,她感到自己失去了在面对压力时依靠家人的机会。在过去,父母一直很支持她读书,特别是父亲,以她能考上不错的大学为荣。而现在,她感到"孤立无援",她不敢告诉父母自己面临可能会失去工作的危机。

5. 问题清单 小 A 的评估接近尾声,咨询师向她介绍了问题清单的概念。

咨询师:小 A,我想邀请你现在花几分钟总结下我们今天的讨论。在这当中,我们会建立一个"问题清单",这个清单将帮助我们看看你目前面对的所有困难,也能帮助我们了解这幅"大画面",从而形成治疗的计划。

小 A:好的。这个清单怎么做呢?

咨询师:好的,我们一起来完成。看样子我们想要解决的首要问题是"社交焦虑",对吧?

小 A:对。这是最大的问题。

咨询师:好的。那我们将可能花更多的时间在这个问题上。不过,我们也想看看你面对的其他问题,这些问题可能与社交焦虑有关联。

小 A:好的。那么我想应该把"人际关系问题",列在清单上。

咨询师:同意。那你目前和你父亲存在的冲突呢?

小 A:是一个。嗯,把它写上吧。

咨询师:另一件事我觉得有关,那就是你似乎至今没有谈过你对亲密关系的看法,你觉得是这样吗?

小 A:这个我的确没有认真思考过,我似乎觉得我连一般的同事关系都不会处理,男女关系恐怕就更难了吧?我也不知道什么样的男生适合我。我觉得还是先处理好工作问题吧?

咨询师:好的。我的建议是,我们或者先把它列在问题清单里,然后看看随着治疗进展,它会不会出现。我不会强迫你谈论任何话题,而且我们主要关注的是处理社交焦虑;但我们已发现这些事情都存在关联。因此,将所有的事情列在清单上可以帮我们更好地了解你目前面临的问题。

小 A:好的。

6. 结束会谈 这时,咨询师告诉小 A,她会更细致地思考小 A 的案例,之后他们将在随后一周的反馈会谈中更详细地讨论她的案例。

咨询师:小 A,我们今天的访谈将要结束。我很高兴能有机会和你一起面对你的困难。在我看来很清楚的一点是,社交焦虑是导致你产生抑郁情绪的真正原因。你在过去的几年里是能够将这个问题搁置起来的,但从学生到工作的环境转变让你必须要直面人际关系的处理,是这样的吗?

小 A:很对。但是我好像很难改变我的想法——我没有办法突破自己。(流泪)

咨询师:的确不容易!你来找我们,我感到你其实很有勇气,并且你有很好的学习能力,你似乎觉得这个问题应该是有办法解决的。

　　小 A:也许是吧,一方面我觉得自己无法处理好人际关系,另一方面真的又很不想放弃。

　　总结访谈之前,咨询师问小 A 是否还遗漏了什么话题或者是否还有别的问题。小 A 对能够清晰地描绘出自己遭遇的困境的画面十分满意,她对评估过程没有疑问。随后小 A 和咨询师定下了反馈会谈的时间。如果小 A 在这段过渡期有任何问题或者担心的事情,都可以通过电话询问或者记录下来,下次咨询再来讨论。

第三节　个案概念化

　　在上一节中,咨询师对小 A 的个案进行了全面的评估,根据 Persons(2008)提出的进行个案概念化的 4 个要素:①建立一个问题清单,包括主要的症状与问题;②确认产生这些障碍或问题的机制;③确认在当前激活了问题的诱发因素;④考察当前问题在来访者早期经历中的起源,咨询师接下来要对这些要素进行总结。个案概念化"将所有这些要素彼此协调地整合在一起",通过仔细地考察问题的机制、诱发因素及起源,咨询师可以从问题清单向初步的个案概念化进行过渡。

一、建立问题清单

　　我们在本书的第三章提到,当粗略的清单完成后,咨询师需要将里面的问题削减为至多 5~8 项,且按照治疗的优先级进行排序。咨询师和当事人需要共同回顾这个清单,并对所列的项目达成共识。

　　在小 A 评估阶段的最后,她和咨询师建立了这样一份问题清单。其中最突出的备选项目是社交焦虑、人际关系问题及家庭冲突。在小 A 的评估过程中,咨询师还觉察到她没有谈到亲密关系,尽管小 A 对这个问题似乎考虑得不多,但咨询师建议将其列入清单,并在后续的治疗中再决定是否要进行处理。

二、确认产生问题的机制

　　在对小 A 的个案进行概念化的过程中,咨询师对她的社交焦虑、人际关系问题、家庭冲突及相对次要的亲密关系话题进行了聚焦(第一步)。根据自己的取向,咨询师按照贝克的认知理论对其背后的机制建立了假说(第二步)。基于这个理论,咨询师考虑了当事人的认知图式及伴随出现的自动化思维、感受、行为及情绪。为了得到进一步的结论,咨询师还花了一些时间对问题清单上的项目逐个进行了考察,尤其注意了小 A 是如何认识它们的,以及她在听咨询师解释时,情绪、行为及生理上的反应。接下来,让我们来看看这个过程的具体情况。

1. 社交焦虑 社交焦虑的出现,总是先于小 A 的主要问题而存在:当他人在场时,她根本不能很好地表达。其中,与人交流时表达意见或建议对她来说最为困难。当处在这类情境中时,小 A 会担心她说错话让别人不高兴及在众人面前显得很焦虑,都会因此被认为能力不足(自动化思维)。总的来说,小 A 持有这样一种信念:在他人面前表现得顺从是非常重要的,那些给别人留下"不听话"印象的人会遭到他人拒绝。由此,我们就不难理解为什么小 A 总是在社交场合需要表达时,或者仅仅是在想象它们时,会表现得焦虑(情绪反应)。伴随着这种情绪反应,小 A 还出现了包括声音颤抖、表情僵硬、身体僵直等身体变化,这让她更加确信别人会发现这种焦虑,并且认为自己很无能(自动化思维)。在过去,小 A 对社交的担心使她产生了大量的回避行为(行为反应)。小 A 解释说,自己这样做是源自一种信念:"如果我不能保证我不会说错话,那么连尝试都显得多余。"进入企业工作以后,可以选择进行回避的机会减少了,小 A 就开始尝试用其他不为他人所觉察的行为来控制焦虑。她最常用的策略是绝对服从(行为反应)。在工作中少说话、完全服从别人的意愿和指令行事,以保证表现得足够顺从。通常,小 A 的工作都能让主管满意,也能保持跟同事的合作。她将这种"成功"归功于自己的足够顺从。换言之,她的行为是对自己所持信念的一种验证:小 A 认为自己比别人更容易说错话得罪人,于是以尽量不表达来避免出现这种她最害怕的结果(信念)。由于从来没有"搞砸"过,这种信念得以保持,她也继续认为如果表达就会说错话,自己就会遭到拒绝。

2. 人际关系问题 近期遭遇主管的责怪让小 A 担心不已。联想到上个月也因类似的事情被主管批评:小 A 没有提醒主管要分发一份经理和大家在行政会上已经决定要发出的通知,以致耽误了一个重要项目签约仪式的物资订购。临近续聘,主管对小 A 说,希望她不要只是自己闷头工作,要主动跟同事沟通。并要求小 A 在工作会上也要大胆发表自己的看法。因此引发了小 A 的烦恼。一直以来,小 A 总是担心"别人不喜欢自己,因为自己不会说话"(信念),这种信念让小 A 感到十分焦虑,并产生了大量的生理反应,也使小 A 尽量避免表达,总是顺从他人(行为反应)。小 A 表示她很害怕被别人拒绝或排斥,她解释道,如果她被拒绝、失去这份工作,她的家人会指责她,她的老师也会对她失望,她的同学就更加不会和她保持联系。在咨询师看来,很明显的一点是:小 A 担心自己被排斥的原因不是工作得不到续聘这件事的本身(尽管她自己这么认为),而是她在社交沟通方面的无能及畏缩的态度。

3. 家庭冲突 小 A 的家庭冲突与她的回避型人际处理模式有关。父母一直希望她考公务员,父亲对她坚持去企业工作不太满意。当谈及父亲对她所做决定的反应时,小 A 解释道:他不想我在企业工作,认为公务员工作比较稳定。但是我更喜欢在企业工作,我觉得企业工作环境比较宽松,可能也是我从小总感到被父母约束,希望尝试让自己能有所突破吧。如果我这次不能续聘,就会再一次证明我不听从父亲就会犯错,我会觉得特别尴尬(情绪)。今后我父亲肯定会更加强调什么都要听他的才对。在最近一段时间内,由于过度担心家人对自己职业选择的反应,小 A 出现了一些回避行为(行为反应)。近 1 个月都没有打电话回家。妈妈发微信来,小 A 就强调自己很忙,去就医也没有告诉父母和姐姐。这样她便可以回避那些不得不谈起的困难,也不用听到父亲的指责。

4. 亲密关系话题 这是小 A 一直没有讨论的话题。由于她对这个问题的回答与其他问题十分不同,这种表现是颇值得注意的。小 A 告诉咨询师,她在大学期间也曾被男生关注,但她总是觉得自己不会应付,也担心影响学习,因此一直没有谈恋爱。小 A 对这个话题的回答似乎浮于表面,这让咨询师觉得,她真正的想法可能比实际谈到的要复杂。

当个案概念化进行到这个时候,咨询师需要将上面的这些思考进行整合,形成一个可以解释来访者问题产生的机制。认知理论告诉我们,将小 A 的种种困难联系起来的是某些核心信念。对于她来说,这个信念看起来像是:"如果我能力不足,我就会被拒绝了。"

让我们回顾一下小 A 的情况,看看她的各方面是否都符合这一机制。当描述她的社交焦虑时,小 A 一遍遍地解释道,对她来说,不说错话是多么重要。她还坚信她比别人更容易说错话。当咨询师问她,如果在与人交流或者工作会议上真的说错话,将会发生什么的时候,她给出的结论就是遭到排斥或拒绝(例如被解雇、同伴躲避自己等),这是她最害怕的结果。小 A 同时认为,如果她在生活中做的事让别人不高兴,她将会被同事、朋友,甚至是自己的家人所排斥。看起来小 A 为自己建立了这样一种生活:只要身在其中,她就害怕会被人拒绝,无论她说了什么话或者做了什么事情。总的来说,小 A 看上去不尽相同的问题颇为一致地指向了背后的机制:"如果我能力不足,我就会被拒绝。"图 9-1 展示了如何用认知模型来解释小 A 的情况。

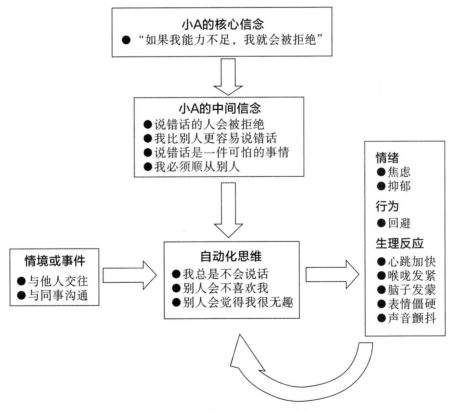

图 9-1 用认知模型解释小 A 的核心信念

三、确认激活当前问题的诱发因素

在个案概念化的这个阶段,咨询师需要考虑此前假定的机制是否与当事人产生当下问题之前所发生的事情有明显的关联。如果小 A 的核心信念是"如果我能力不足,我就会被拒绝",那么我们就可以估计,她当下问题的诱发因素可能会是引起这类想法的某个事件或者情境。

在小 A 接受治疗之前的生活经历,她都能够躲开那些让她为难的问题。她在学业上的成功使她感到自信,也能维持与同学交往。她认真按要求工作,以符合任务完成标准。

然而,近期小 A 临近续聘,她对害怕说错话和被拒绝的恐惧再次出现。如前所述,主管对她的工作表现提出要求这件事作为信号,同时引发了小 A 对与自己核心信念有关的一些事情的反应,包括因为家人不赞成自己所做决定而产生恐惧,以及自我怀疑。

这些就是问题所在。小 A 的社交焦虑存在了很久,但直到参加工作再次遇到困难才来咨询。在咨询师看来,近期有一系列很明显的事件使小 A 感到担忧。比如她认为主管和同事已对她产生消极评价,最终将她拒绝。此外,她的父母认为她到企业工作是一个错误。如果她失败了,她又将遭到父亲的指责。

四、考察当前问题在当事人早期经历中的起源

我们前面讨论了近期发生在小 A 身上的事件是如何支持此前假定的用于解释她问题的机制的。小 A 关于自己会被拒绝的信念也提示我们,她在成长中的一些经历对这种想法的形成不无作用。

在实施结构化临床访谈中关于社交焦虑障碍的部分时,小 A 被问及第一次感受到社交焦虑是在什么时候。她报告说,从记事起这种焦虑就一直存在,并认为这是因为她的父亲在其成长过程中过于严苛与控制。她说在童年时,自己一旦说了些父亲认为不合适的话,父亲就会厉声斥责她。家里来人,母亲还会告诉她,不要在别人面前乱说话,以免惹爸爸生气。母亲还说性格内向听话的姐姐很乖,要她多向姐姐学习。妈妈还说,喜欢自作主张的孩子是没有人喜欢的。

小 A 也回想起为了顺从别人而在学校里感受到的内心压抑。由于成绩较好,老师曾经多次希望她担任班干部,她都拒绝了,因为她担心自己不擅长表达,说话不得体,会得罪同学。在她住宿时,室友之间不免会有各种小摩擦,她总是要压抑自己忍让别人,以免被排斥。因此一直活在担心被排斥的恐惧之中。这些在家庭及学校中获得的早期经历,无疑在她核心信念的("如果我能力不足,我就会被拒绝")形成过程中起了重要作用。

进行至这个阶段,咨询师可以将个案概念化的结果以文字形式填写进当事人的咨询记录中了。下面是小 A 的个案概念化。

> 在小 A 成长的过程中,父母对她总是压制(起源)。由此产生的结果就是,小 A 形成了"他人是挑剔的",以及"如果我能力不足,我就会被拒绝"这种图式(机制)。这些图式在近期被激活,是因为小 A 进入职业生涯(诱发因素)。因此,小 A 开始频

繁出现自动化思维(机制),包括"我说错话会让他们不高兴"及"我表达异议会让他们不喜欢我"。她一度依靠一些让自己感到安全的行为来应对这些焦虑(机制),包括压抑自己、顺从他人的意愿或指令行事。然而,这些行为方式在工作阶段逐渐导致主管不满,甚至可能导致职业危机,引起了小A强烈的焦虑,担心被拒绝的恐惧和无力感使她产生了抑郁症状(症状,问题)。她还回避与家人谈论自己遇到的困难(机制),因为她害怕遭到父亲指责。这种回避使小A感到沮丧,并且对未来没有把握(问题)。

五、用个案概念化指导治疗计划

在完成个案概念化的制订后,我们接下来自然要考虑对治疗计划进行完善和改进。这并不意味着在后续的治疗过程中,计划不能再有其他修改。不过,当需要修改计划时,必须依据个案概念化在治疗过程中的变化进行调整。

小A一直认为如果我能力不足,就会遭到拒绝。她进一步相信,如果说错话肯定会破坏关系,遭到排斥。不顺从的代价太大(遭到拒绝)。这些信念导致她产生了严重的社交焦虑和回避行为(比如压抑自己顺从他人)。这些行为反应阻碍了小A意识到自己的信念是不准确的、被夸大的,并且不顺从的后果远不如她设想的那样可怕。与此同时,过去长时间以来,由于不顺从产生的灾难性后果及来自他人的拒绝确实并未发生,小A会更加相信她的所作所为是合理的,也因此强化了这些行为。然而,这些信念在进入职业生涯后遇到挑战,她的顺从行为模式遭到主管的质疑,小A陷入茫然,不知道也不敢做新的尝试。

因此,基于这些原因,咨询师认为,治疗应该聚焦在帮助她进一步认识到这些被他人拒绝有关的信念上。那么,认知行为疗法将怎样被用于实现这个目的呢? 在认知重建的过程中,咨询师将帮助小A挑战她的这些不合理信念。在行为层面上,小A将停止压抑自己,逐渐尝试表达自己的想法或异议。这些行为上的变化将进一步使小A检验她的信念,看看表达自己的想法或异议究竟会不会让她遭到别人的拒绝。在发生信念和行为上的变化之后,小A将学会两点:①她并不是在所有的交往中都会说错话;②即使表达自己的意见让别人不认同,结果也不那么可怕。事实上,她很可能会发现,大多数人其实根本不会因为她表达不同的想法就拒绝她。图9-2是基于认知行为的方法建立的模型,它将有助于我们理解小A的社交焦虑障碍的维持因素与相应的治疗。

小A治疗计划的详情如下。

(1)建议治疗长度:16次会谈(一周一次,每次1个小时)。

(2)主要治疗目标:帮助小A挑战她的信念——对表达想法之后会被拒绝而产生的恐惧。

(3)治疗大纲和目标

第一次会谈:有关社交焦虑的教育性材料。

目标:对与社交焦虑有关的经历加以概括和定性;向小A介绍用于理解和治疗社交焦虑的认知行为模型;建立一个合作性的治疗平台,使小A可以学着成为她自己的咨询师。

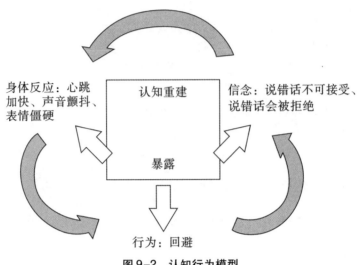

图9-2 认知行为模型

第二次会谈:完成教育性材料的学习,建立恐惧情境的等级。

目标:参见第一次会谈。识别使其恐惧或回避的社交情境,设计如何展开对这些情境进行暴露的计划。

第三次会谈:介绍认知重建。

目标:向小 A 介绍这样的理念——情境本身没有问题,有问题的只是我们对情境的解释;教给小 A 如何识别、挑战不合理信念,并对之进行重建。

第四次会谈:继续认知重建;针对低等级情境制订第一次暴露的计划。

目标:继续技能培养(有关认知重建方面);向小 A 介绍使用行为暴露来进一步挑战不合理信念;告诉小 A 行为暴露将如何实施。

第五次会谈:实施第一次暴露。

目标:让小 A 看到,在经过恐惧情境的暴露后(比如当前的不合理信念受到了挑战),她会有所收获。

第六至十四次会谈:暴露,继续认知重建及检查核心信念(同时可根据情况灵活决定是否处理其他问题)。

目标:继续使用认知行为策略来挑战不合理信念,并改变问题行为;帮助小 A 内化这些新的信念和行为,并把它们推广到之前的治疗所没有特别涉及的情境中;利用认知行为策略帮助小 A 应对她生活中所遇到的其他问题。

第十五、十六次会谈:防止复发,设定目标,结束。

目标:帮助小 A 对治疗的结束做准备;使小 A 对未来有较实际的预期;和小 A 一同设立治疗结束后应继续为之努力的目标;通过与小 A 一起总结她在治疗中所学到的东西及如何利用它们进行自助,帮助小 A 适应治疗的终结。

在小 A 的个案中,她和咨询师对先集中精力处理社交焦虑障碍达成了共识。小 A 的其他问题(人际关系困难、家庭冲突、亲密关系)虽不被作为首要关注,但可能也会不时出现。

小 A 的咨询师将不断回过头来审视优先处理社交焦虑障碍这一决定。尽管花少量时间来处理其他问题(在它们显现时)是合乎情理的,但如果这些问题中的某一个变得尤其突出,以至于影响到对社交焦虑障碍的治疗时,治疗计划也许应该得到重新调整。当然,更有可能出现的情况是,随着对社交焦虑障碍的治疗,小 A 的其他问题也都逐渐出现了好转。毕竟,如果个案概念化是正确的,并且对其潜在核心信念的识别也没有偏差,那么针对这一信念的治疗(从社交焦虑障碍的治疗入手)将会给其他问题也带来改善。一段时间后,小 A 有可能明白,她没那么容易说错话,即使说错话也不必然导致遭到拒绝。这时我们就有理由认为,在这些恐惧得到消解后,小 A 有能力处理好生活中的其他事情。

第四节 向当事人提供反馈

一、概述

在完成评估的基础上,接下来将进行反馈会谈。不管是对于治疗的成功来说,还是对于在反馈过程中获得当事人对治疗的知情同意来说,让当事人理解自身情况都是很重要的。反馈会谈主要包括以下几个主要任务:①回顾当事人的优势;②回顾当事人的问题(问题清单)并对符合这些问题的(多个)诊断做出解释;③分享并讨论个案概念化;④回顾各种治疗选择方案的好处和弊端,并推荐治疗方法。下面总结了一些关于给出反馈的小建议。

1. 一直留意当事人对反馈的反应,帮助当事人加工理解有困难的信息。

2. 指出当事人的优势,而不是只讨论弱点和问题。

3. 拟出问题清单、诊断和个案概念化。

(1)讨论问题清单时:①确保没有遗漏什么问题。②确保当事人明白清单应该宁多勿缺——然而该清单并不意味着他必须处理上面的每个问题。

(2)讨论诊断时:①回顾当事人表现出的促使咨询师做出该诊断的症状。②向当事人解释认知行为模型,以便更好地理解这些症状的维持。

(3)讨论个案概念化:①检查其是否符合当事人对自身问题的看法。②根据当事人的反馈修正概念化。

4. 解释治疗方案的选择。①回顾认知行为疗法能够如何帮助当事人解决特定问题。②列出其他治疗选择方案。③讨论所有方案的利弊之处。

5. 提出咨询师的治疗建议。

6. 向当事人说明希望其能提出问题。

二、回顾当事人的优势

可以通过指出当事人的优势,让反馈更为积极。我们通常会把重点放在让当事人知道自己的问题是什么、需要做什么来改善自身的功能上,以至于忘记同时也需要强调他们的优势。一些有很严重问题的当事人,至少仍可以在生活的一些领域中表现得非常好。另一些当事人非常善于寻找自身需要的帮助,不管是从重要他人那里寻求支持,还是通过努力获悉更多关于自身困难及如何治疗的信息。当然,寻求治疗就是优势的一部分,或者其本身就是一种优势。在反馈过程中,应一直提醒当事人具有这些积极品质。总的来说,应以一种共情、积极和充满希望的方式来给予反馈。从优势开始切入有助于这种基调的形成。

小 A 在完成评估约一周后,再次来到了诊室。她愉快地向咨询师问好,并告诉咨询师,她发现她们的会面对自己很有启发,并希望开始治疗。咨询师首先指出小 A 的优势,接着开始了本次会谈。

咨询师:我很期待我们今天的这次会面。我也非常喜欢上周与你进行的交谈。我很清楚,你已经对自己现有的困扰想过很多,你看起来也特别希望能在生活中做一些积极的改变。

小 A:确实。我真的需要做一些事情来改变社交焦虑了。

咨询师:过去一周你过得怎么样?

小 A:没有什么变化。昨天我发现主管让我发的一份通知里漏了一些经理在我们行政月会里商议好要安排的内容,我想问她要不要加上,但又不知道应不应该问,这份通知明天必须要发出去了,我昨晚为这事反复犹豫,一夜没睡好。就想今天来听听您的意见。

咨询师:看来你真的很不容易! 既想负责任把工作做好,又担心得罪主管。

小 A:是的,我总觉得如果这样问,是不是我自己多虑了,也许是主管觉得这个事情延后再做安排? 如果我提醒她,她会不会觉得我自以为是? 但是我又担心到时经理认为这个事情应该立即安排去做,责怪主管,主管又会说我为什么没提醒她。唉! 我就是常常遇到这种情况就特别纠结,不知道该怎么办。

咨询师:你在参加工作之前遇到过类似情况吗?

小 A:也有,但是在学校我不说也不会有什么大事,我又不是班干部,主要就是管好自己。大学里的小组合作,因为我的成绩好,同学们会先听我的意见,然后大家再做决定。在宿舍,最不舒服的是室友们在决定去参加什么社团活动,或者商定一些活动任务完成时间,或者分工的时候总是不需要跟我商量,直接就指挥我去做了。可能也是因为我从来都不去表达不同的意见,所以她们就习惯了直接指挥我。有时我因为有一些自己的事情安排也会跟她们的决定有冲突,但我基本都是不表达,尽量顺从她们、服从她们。这些事情自己心里不舒服忍忍就过去了。但是在工作中我发现光忍可能是不行的,还有可能让我因此丢掉工作。

咨询师:也就是说你想让自己变得更灵活,该表达的时候也能说出来,而不是不敢表达,是这样吗?

小 A:是的。我就是不敢表达,我很担心我说了别人就会不喜欢我。

咨询师:你的这个信念似乎是来自你小时的家庭教育环境,你觉得你表达跟父母不同的想法时他们就会不喜欢你。

小 A：嗯。不过，如果这么说出来好像我这些想法也不太对，我觉得我父母还是挺疼我的，我读书要买什么书，我爸爸总是第一时间给我钱，我周末上学，爸爸也经常开车送我。但是，我小时候形成的这种印象又好像很真实。现在我在家还是可以畅所欲言的，特别在我读大学以后，我父母有时也会跟我商量一些事情。但是在外面我就总是不敢说。

三、回顾问题清单和诊断

提供反馈的第二步，是与当事人一起回顾问题清单，并确保没有忽略任何项目。此时应提醒当事人，虽然在治疗中并不一定需要处理所有列出的问题，但最好还是能把所有问题都囊括进来。可以使用多样的评估工具来识别主要问题的行为、认知和情绪，也可以简要地描述一下这些关键症状。

在小 A 的案例中，问题清单还可能包含一些明确的精神病诊断。如果出现这种情况，咨询师也应该与当事人共享已做出的诊断。许多当事人对自己的困扰拥有特定的名称这件事还是有着十分积极的反应。他们可能曾在很长一段时间里感觉到自己与众不同并且孤单，知道自己的困扰有特定的名称及其他人也有着同样的问题，可能会使其心理重负得到极大缓解。

除分享诊断外，咨询师还应该（用认知行为术语）向当事人解释，为什么虽然当事人可能已经费了很大的力气靠自己来做出改变，但她的问题还是一直维持不变。实际上，这种讨论正是心理教育过程的开始。对问题行为维持的简单讨论，以及说明认知行为疗法将要做什么来打散这些模式，都能将希望逐渐灌输到当事人心里。此外，当事人通常会假定咨询师在治疗中无所不知。心理教育发挥着早期示范的作用，说明认知行为疗法的目标是教会当事人，我们想要做的是将其训练成为自己的咨询师。把新知识留给当事人会让他们感觉到受尊重且参与其中。特别是对那些过去可能已进行过一段长时间治疗却获益甚微的当事人来说，他们会对反馈会谈后能留下有用、明晰的知识而感到惊喜。

咨询师：我了解了。好，让我们从回顾上周列出的问题清单开始吧。我们放在这个清单上的第一个问题就是你的社交焦虑。在上周谈论你的社交焦虑时，我们发现它有一些特点。例如，在社交情境中，特别是在其他人面前要表达异议时，你感到非常苦恼，而在跟家人、发小等熟悉的人交谈时，你会感觉好些。当焦虑的信号出现时，比如声音颤抖或者表情僵硬，你的害怕和苦恼会大大地增加。为了处理焦虑，你尽量以顺从来回避表态。所有的这些回避对你的职业生活和个人生活造成了不好的影响。对吗？

小 A：是的，就是这样的。

咨询师：我刚才描述的焦虑模式符合社交焦虑障碍的诊断。社交焦虑障碍的特点是过分关注其他人对自己的判断和评价方式。此外，你的"抑郁情绪"都是出现在用顺从这种回避方式无效的时候,所以,仍然是社交焦虑的症状之一。

小 A:哦,这样我就放心多了,怪不得医院也没有说我是抑郁症。

咨询师:很高兴听到你这么说。关于社交焦虑障碍,你有什么问题要问我的吗?

小 A:现在没有。

咨询师:好的。如果想到什么问题,随时让我知道。现在,我们来看看你问题清单上的其他部分。我们还提到了人际关系问题、家庭冲突及对亲密关系的看法。现在过了一周,你想在这个清单上增加一些其他问题吗?

小 A:没有了,我觉得就是这些了。

咨询师:好的,那么我们一致认为,问题清单是完整的了?

小 A:是的。

四、分享个案概念化

有了清晰的问题清单,咨询师现在可以与当事人分享他的个案概念化了——也就是,这些看似不相干的问题可以怎样组织在一起,以及这种整合的视角将如何指导治疗。当事人理解个案概念化并认为其符合自身的处境是很重要的。如果他们认为概念化是"大错特错"的,那么咨询师就应该接受这样的反馈并做出适当的改变,因为个案概念化是一个持续进行的过程。

咨询师:现在,我想跟你一起回顾我是怎样理解一直存在于你身上的种种问题的。这是因为把所有这些问题碎片拼凑在一起,有助于我们制订治疗计划。这个工作正在进行,所以,如果我有什么地方错了,请尽管让我知道。我最关心的事是帮助你,所以,如果你想澄清或增加任何东西,可以毫无顾虑地说出来。

小 A:好的。

咨询师:我觉得,我们现在主要处理的是你对社交中表达想法的极大担心。这确实符合社交焦虑障碍——你每天都在担心"说错话"。对吗?

小 A:是的……我觉得我在别人面前总是"假笑"、总是担心说错了会得罪人。

咨询师:那这些事情会糟到什么程度呢?(苏格拉底式对话的开始)

小 A:如果我说的话让别人不高兴,别人就会不喜欢我。

咨询师:听起来让人相当不舒服。那这对你来说意味着什么呢?

小 A:我真的就会被炒鱿鱼。如果同事都不喜欢跟我共事,即使是换一家公司,也是做不下去的。也许真的是做公务员会好一点,不会轻易被开除,但最终可能也是不行的。

咨询师:所以,表达想法对你来说有非常可怕的后果。小则让别人不高兴,大则永远无法保持工作。

小 A:是的。现在我坐在这里听这些话,觉得似乎也不一定会这样,但让我表达意见时,我就觉得是一定会让别人不高兴的。

咨询师:也就是说,你在这时坚信,你表达意见是一定会得罪人的,别人肯定会排斥你。

小 A：是的，这就是我最担心的。

咨询师：嗯……这是社交焦虑的一部分；并且好像这个特点也符合问题清单上的其他事件，你觉得我这样想对吗？

小 A：你的意思是什么呢？

咨询师：嗯，在人际关系方面，因为你总是觉得表达意见就会得罪人，别人就会排斥你，所以在工作中，你会尽量避免表达自己的想法，你不敢提醒主管。在你不得不要去表达时，由于非常焦虑导致"词不达意"，反而让主管和同事产生了不满，因此你感到跟同事的关系是疏离的；另一方面，你为了避免得罪室友也不敢敞开表达自己，总是顺从她们，因此，你跟室友的关系一直有距离感。在家庭关系上，你担心跟父母意见不一样，他们就会排斥你，所以你有困难也回避告诉他们，担心被指责。听起来人际交往中的这些担心一般人也会有，然而你的社交焦虑主要是你比其他人更担心别人在你表达想法之后的负面反应。你觉得是这样吗？

小 A：嗯！是的，很符合我的情况，看来所有这些问题之间都是关联的。

咨询师：是的，社交焦虑、人际关系、家庭关系这 3 个问题一致的地方似乎都是如果我说出我的意见，就会被排斥或拒绝。你觉得这符合你遇到这些问题时的思考习惯吗？

小 A：哦！我从来没有这样想过，听你这么说我觉得确实是这样的。

咨询师：好的，很高兴我的理解能符合你的情况。不过关于这个问题，我想还有更多可以探讨的方面。你过去一直用顺从来避免被别人排斥，基本能够维系人际关系，参加工作以后，你发现只用顺从这个方法好像不行了，有想法必须要去表达。就像我们刚才提到过的，你比其他人更担心别人对你表达意见之后的负面反应是引起你社交焦虑的核心原因。你前边也说过，在谈到"表达意见就会有非常可怕的后果。小则让别人不高兴，大则永远无法保持工作"时，你觉得似乎也不一定会这样。

小 A：是啊。这些年我一直顺从别人，虽然说关系也不是很紧密，但也是可以接受的，反正也没有什么大的影响。但是参加工作后真的完全不一样了，不表达好像真的不行，直接影响到了我的工作。我担心再这样下去今后我就无法在社会上工作了（眼眶发红）。

咨询师：是的，听起来进入职业工作这个人生阶段触动并引发了你最为核心的担忧——这些已经存在了很长一段时间，只不过一直相对处在休眠的状态。你说对吗？

小 A：是这样的。我觉得很着急又很无力，现在已经是第三季度了，还有 2 个月我就要提交续聘申请了，我很担心，我这半个月都没睡好觉。早上不想起来，不想去上班，又担心室友发现我精神不好。不过，好像她也发现了我好像有点不妥，可能是发现我动作有点慢吧，因为我们早上是一起去公司饭堂吃饭的。她前天问我是不是身体不舒服，建议我去找医生检查一下，我说没什么。后来我就悄悄去医院看了门诊。我知道是自己心理的问题。那现在我要怎么解决我这种习惯的想法呢？我觉得很难改变吧？

咨询师:听起来你真的很不容易,要用很多精力来避免被别人发现,以免被排斥。虽然觉得难,但你仍然在坚持找办法解决。因此我相信我们一起努力,情况肯定会有改变的。关于如何进行改变,我有一些想法想跟你分享,看看你觉得可不可行,你觉得可以吗?

小 A:当然可以。

五、回顾可供选择的治疗方案

定义好核心问题并提出一个统一的潜在机制后,咨询师接下来就可以向当事人介绍治疗选择方案了。应该将各种选择方案(如认知行为疗法、其他形式的心理治疗、药物治疗)呈现给当事人,并大致介绍每种方法的优缺点。自始至终都很重要的是,询问当事人是否理解所呈现的材料。

咨询师:我觉得我们可以从改变社交焦虑开始。因为就像我们前边谈到的,问题清单上的 3 个问题都是互相关联的,问题清单上的所有问题都一致的地方是:每当你要表达意见时,立刻就会确信会得罪人、会让别人不高兴、别人就会排斥或者拒绝你。因此,社交焦虑是引起人际关系、家庭关系这两个问题的核心。你觉得是这样吗?

小 A:嗯!是的。我就是一直没有办法突破这点。

咨询师:嗯,好的。这让我更加确信,我们需要先在社交焦虑上下功夫了。

六、帮助当事人在知情的情况下做出决策

如果咨询师认为认知行为疗法对当事人来说是恰当的方法(或者会成为更全面的治疗项目中的重要组成部分),咨询师的下一项工作就是告知当事人治疗的特性,帮助当事人做出关于他们是否要继续进行治疗的知情决策。

咨询师:我们将要在一个正式治疗方案的指导下处理社交焦虑,这是为患有社交焦虑障碍的当事人专门设计的。治疗一般约为 16 次会谈,但我们可以灵活处理。如果在治疗进程中出现了一些其他的问题,我们可以稍微偏离并处理这些问题。同样的,如果你的社交焦虑在 16 次会谈结束前得到改善,我们也会做出调整,决定下一步处理什么。对此你有什么问题或想法吗?

小 A:嗯,这个正式方案包括什么呢?

咨询师:我们将从进行心理教育开始。我的意思是,你将学习一些有关社交焦虑障碍的知识,如它有多普遍,可能源自何处,为什么你不想要它而它却挥之不去,以及我们可以怎样治疗。接着,我们会花一些时间识别那些引起你社交焦虑的想法,并教给你一些挑战这些想法的方法。那个时候,我们会接触到治疗的核心是

暴露。我们会列出所有让你为难的情境,并根据它们给你带来的焦虑程度进行评估。然后,我们将以一种系统的方式来使你面对这些情境。

小 A:"面对这些情境",是什么意思呢?

咨询师:是的,听起来似乎有点吓人,我解释一下吧。认知行为治疗中的核心技术是暴露于恐惧的情境。通过面对你一直在回避的情境,你将发现随着重复的暴露,自己的焦虑感受会降低。同时,你也会看到自己所恐惧的后果不怎么可能发生,即使发生了,后果也不会像你预计的那么可怕。

小 A:你能给我举个例子吗?

咨询师:好,我们就拿表达意见来说吧。我们可以先从你的过往经历中回顾一下,在你的发小、家人、同学、陌生人、室友、同事、主管等这些不同的人面前表达异议时,你感到的焦虑程度有没有什么不同?

小 A:嗯,的确是不一样的。

咨询师:好的。这样我们就可以把这些情况列出不同的焦虑等级,逐渐地进行这些暴露。也就是尝试从你比较能接受的社交情境开始表达你的异议,直到你感觉到的焦虑像别人一样是可控、可承受的。可以淡定地表达清楚你的意见。

小 A:在主管面前说吗? 我一想起就害怕,我觉得我不可能做到淡定地表达。

咨询师:可能现在看来是这样。这也是我们逐渐进行暴露的原因。我们从引起中度焦虑的情境开始,逐渐过渡到那些引起高度焦虑的情境。当你逐渐进入到自己最害怕的情境时,它们也许看起来就不那么吓人了。

小 A:所以,你是在告诉我,如果我足够多次地体验不太紧张的表达情境,我会变得越来越不焦虑?

咨询师:可能是的。说说你觉得为什么这种情况可能会发生?

小 A:我猜是我已经认识到自己并不是在任何人面前都不敢表达。

咨询师:嗯! 那你说说看,你在哪些人面前是可以顺畅表达的呢?

小 A:我跟发小在一起的时候就可以,也不需要总是顺从她们。

咨询师:你不顺从她们的时候,她们会不高兴吗?

小 A:不会呀,我了解她们,我们都会互相迁就、协商。

咨询师:在这个交往中,不顺从别人对你来说有什么好处呢?

小 A:可以让她们更了解我,我们互相尊重。

咨询师:也就是说你没有被排斥,而且还能获得尊重?

小 A:是的。嗯,看起来的确表达异议也不是一定就会让别人不高兴的。但是,我跟不熟悉的人就没有把握,不知道什么能说、什么不能说,这种情况怎么办呢?

咨询师:听起来这时你最担心的仍然是说错话?

小 A:是的。我会觉得很尴尬。

咨询师:这对你来说意味着什么?

小 A:她/他不喜欢我。

咨询师:就是说,你觉得你说错一句话,别人就不喜欢你了。

小 A:好像也不是,应该是说不喜欢跟我聊下去吧。

咨询师:哦,那你怎么知道别人认为你说的话是错的呢?

小 A:嗯……,我可能是担心别人不高兴又不说出来。

咨询师:这对你来说又意味着什么呢?

小 A:我不知道别人已经不高兴,可能以后他就不理我了。

咨询师:如果你能知道了别人已经不高兴,那你又会怎样做呢?

小 A:我就可以向他解释。

咨询师:你会怎样解释呢?

小 A:嗯……我可以说,我说的不一定对,你不接受也没关系。

咨询师:如果别人不知道你的这个解释又会怎样呢?

小 A:应该也不会有什么吧……是呀,我也没有说一定要别人接受我的意见呀。

咨询师:那这个人今后就会不理你、拒绝你吗?

小 A:嗯,应该不会。

咨询师:现在你有什么想法?

小 A:就是说,我说错了话别人也不会就再也不理我了。似乎事情并没有那么糟糕。

咨询师:也就是说,现在你觉得别人并不会因为你说错了一些话,甚至做错了一些事就拒绝你,是这样吗?

小 A:是的。不过我还是会有点担心,别人真的是这样想的吗?

咨询师:所以,我们也可以试试故意说错一些话,或做出类似的事情,看看是不是这样。你觉得怎么样?

小 A:这样吗?我觉得这太疯狂了。

咨询师:是的。对很多当事人来说,故意说错也可以获得一种强有力的学习经验。他们确实理解了即便没说好,后果也并不那么糟糕——而且有时候人们甚至都没有注意他们出了差错。

小 A:我不知道我敢不敢尝试。

咨询师:没关系,我们循序渐进地进行治疗,看看能走到哪一步。

小 A:好的。我现在明白可以怎么处理社交焦虑了。那我要怎么处理人际关系及其他的问题呢?

咨询师:嗯,认知行为治疗的一个好处就是它为处理所有类型的问题都提供了框架。在处理社交焦虑障碍的方案中,你会学习如何识别负面的想法,以及如何用特定的方法来挑战这些想法。这些技术在我们开始处理人际关系及其他问题的时候也会非常有用。我们还可以从认知行为治疗的其他技术中进行选择。当确实开始处理你的其他问题时,我认为那会是在对社交焦虑障碍的治疗的基础上进行的平稳过渡,因为我们会用相似的视角来处理所有这些问题。

小 A:好的。听起来真不错。

咨询师还询问了小 A 是否有其他什么问题或担心,她说没有。在反馈会谈的最后,咨询师安排她下周前来进行治疗的第一次会谈。

　　咨询师需要在第一次会谈前回顾记录表，从而重新熟悉当事人的生活详情和存在的困扰。对于那些总是接待许多当事人的咨询师，或者当评估与第一次会谈治疗之间相隔时间较长时，对这类资料的细节可能会已经记不清楚了。如果咨询师在评估过程中花费了大量的时间，但之后却遗忘了当事人生活中的主要事件，这样会伤害到当事人的感情。如果在会谈中从一些私人的问题开始，如"你的孩子最近怎样"或"你上次提到工作上的那个报告进展如何"，咨询关系会建立得更好。

　　在每次会谈开始前，咨询师需要对会谈的内容有一些设想（并且，如果可能的话，与督导就该计划进行讨论），而当事人也需要参与到会谈计划的制订中。

　　会谈间隔期间，生活在继续着，当事人想要讨论的常常并非紧随前一次会谈或已计划好的本次会谈中要讨论的问题。那么，咨询师的工作便是找出治疗议程可以有多大的弹性。在某些情况下，如果咨询师不花时间去处理新的问题，那他在临床中是不负责任的。如果当事人经历了他人伤亡、与重要的人发生争吵、发现自己怀孕或者在工作生活中经历了压力，那么在会谈的某一部分或者甚至整个会谈移离原定的计划都是可以的——事实上，在完成整个治疗的过程中，没有这类转变的情况是相当罕见的。

　　一些当事人每次来会谈都希望讨论这一周中遇到的一些"危机"，如果这一情况转移了对其他一些更重要问题的注意，便存在很大问题。事实上，这类行为可被概念化为当事人避免处理困难的问题。显然，咨询师想要使当事人步入正轨，并帮助处理使他们寻求治疗的问题，但咨询师也想在达成这一目标和维持咨访关系之间取得平衡。如果当事人每周都带着一些他们想要讨论的问题，而咨询师却不允许将这些问题加入治疗议程，那么他们可能会感到自己被误解，并对死板的治疗丧失信心。对这一问题的一种理想的解决方式是：在会谈开始时花有限的时间处理新的问题，判断这一问题是否需要立即进行处理或者它是否应该放在之后的会谈中。

一、首次治疗性会谈

（一）介绍、回顾及核查

　　大多数认知行为疗法的第一次会谈都涉及心理教育材料。尽管咨询师希望保障在这一问题上花充足的时间，但在整个治疗过程中（特别是最初的几次会谈）留意治疗关系也是十分重要的。首次会谈开始时，咨询师可以先询问当事人在那一天或者自从你们上次见面后他都做了些什么。这可以让当事人意识到咨询师十分想与他合作。

　　在首次会谈的开始阶段，咨询师和当事人应该简单地回顾一下当事人出现的问题。咨询师要询问当事人，评估之后有没有什么发生了改变。

（二）治疗概要介绍

　　在这一点上，当事人会被告知治疗程序会给他们带来什么。这不仅可以用来设置一次会谈的治疗议程,也可用来设置整个治疗过程的治疗议程。让我们回到小 A 的案例中,来解释如何给予这样一个概要介绍。

咨询师:好的,我们刚才已经花了些时间了解前几周你发生的一些事情,现在让我们就将会一起合作的治疗程序进行一些讨论。在反馈阶段我们已经谈论了一些,但今天让我们更详细地对其进行探讨,这样你会对治疗将如何进行有一些了解。

小 A:好的。

咨询师:从今天开始,我们会花一些时间来学习更多关于社交焦虑的知识,如它有多常见、原因是什么,以及我们如何治疗它。今天我们会从这些开始,并且在下次会谈中再花一些时间来完成它。

在我们完成了这一介绍材料之后,会一起建立一个"害怕和回避等级"列表。这是一个关于你认为有困扰的社交情境的列表,按照诱发焦虑的程度由小到大对这些情景进行排序。这一等级会指引我们一起逐行的工作。我们会从一些对你而言存在适度困扰的情境入手,当你获得了自信并学会了看待社交情境的新方式后,我们会逐渐将等级提升到一些更容易诱发焦虑的情境。

小 A:我什么时候要做这些事呢? 我有点担心我能不能做到。

咨询师:我们会一起来边做边商议,最重要的是要根据你可以接受的节奏来进行。我们先设定大概会在第五次会谈时进行第一次暴露。当我们建立起等级后,在真正进行暴露之前,我们会用几次会谈的时间来探索你关于社交情境的看法。这是我们之前谈到的认知行为疗法的认知部分。

小 A:哦,好的。我知道就是我的想法妨碍了我。但是好像很难改变。

咨询师:是的,看起来的确不容易。所以我们先来识别、确认想法中消极的部分,然后对它们进行重构,从而使它们变得更为合理和有用。所以我们会在这个问题上花几次会谈的时间,之后将学到的应用于现实的社交情境中。

小 A:哦,好的。那我试试。

咨询师:好的,我说了这些不知道讲清楚没有,你愿不愿意总结一下,到我们开始暴露时,有没有什么会变得不一样,从而可能使社交情境显得不像现在这样令人害怕?

小 A:嗯,我们会进行认知工作,也许可以帮助我修正我的想法。如果能做到,肯定会有帮助的。

咨询师:正是如此。还有就是,假如我们在治疗的早期阶段做了哪些其他的事,就可能让事情变得更易于处理呢?

小 A:嗯,我会学到更多关于社交焦虑障碍的知识。这可能会使我不再对自己有这个问题感到那么无力。哦,还有等级。它是逐渐的,所以我们会从那些对我而言不那么紧张的事件开始。

咨询师:对的。你说了两个非常棒的观点。那么,让我们进一步探讨这些暴露。我们会在其中一次会谈中一起进行第一次暴露。它会是在你的等级中排在较低位置的某件事。接下来我们会讨论在家庭作业中你能够自己进行的一次暴露。剩余的几次会谈会以相似的方式进行——回顾家庭作业的完成情况、在会谈中进行一些暴露、然后决定接下来一周的家庭作业。

小 A:这要持续多久呢?

咨询师:总的来说,治疗一般会持续12～20次,我们先设定16次,当然会有一些灵活变动。有些人进步很快,因此较早地结束了治疗。也有些人在末期需要增加一些额外的会谈。我们可以看看再说,但一般在第二十次会谈时都会结束治疗。我还需要提到的是,在治疗的末期我们会做一些特殊的事来帮助维持你在治疗中取得的进展。

小 A:嗯,这些听起来不错。有一点让人害怕,但这是可以理解的。

咨询师:还有其他问题吗?

小 A:现在没有。

咨询师:有什么问题只管问我。有一些当事人,特别是那些有社交焦虑障碍的当事人,会因为害怕咨询师对他们做出负面评价而不敢提问。同时,当事人在治疗早期时的焦虑也是很常见的,而他们的焦虑会使得集中注意力变得困难。提问或者要求我对不清楚的地方再次进行陈述是完全没有问题的。

小 A:谢谢。我很感谢。我觉得我已经感觉好多了,应该是感觉没那么无力吧。但还是挺着急的,很快就要面临续聘了,一想起这个我就很担心。

咨询师:的确是,时间有一定的紧迫性。认知行为疗法的特点也是比较重视短程高效的。我们双方的密切配合很重要,所以我也会建议你准备一本治疗记录本,你可以用它记录下会谈中遇到的问题,写下你的家庭作业,并记录下每次会谈结束后你的收获。我其他的一些当事人告诉我,他们在治疗结束后的几个月内常常会看这些记录,以此来提醒自己当遇到挑战情境时该怎么做。

小 A:哦,真好。我很愿意这么做。

在一般情况下,治疗的概要介绍最好简洁易懂,当事人开始接受治疗时,他们便能够明确地了解治疗会如何进行。在提供概要介绍的过程中,最重要的一个部分或许就是邀请当事人提问并表达他们的担忧。

(三)心理教育

在开始治疗前,咨询师会首先与当事人分享一些教育性质的材料。心理教育可被视为是当事人和咨询师之间共同学习的一个过程。咨询师会将一些关于问题的本质及对其最有效的治疗方法的知识传授给当事人。这一过程会向当事人表明,他是治疗小组中关键的一个部分。当事人感到他们在自己的治疗中扮演着不可或缺的角色时,他们通常会更有动力去解决问题。

下文呈现了小 A 和他的咨询师在第一次和第二次会谈过程中涉及心理教育的过程及材料。

1.第一次会谈

(1)回顾社交焦虑障碍的诊断标准,并对患病率和其他描述性分析进行讨论。

(2)讨论"正常的"和"有问题的"社交焦虑之间的区别。

（3）介绍焦虑的3个组成部分：生理的、认知的和行为的。①对于行为成分,确保对障碍维持中回避的作用进行讨论。②使用白板阐述焦虑的恶性循环。③使用白板阐述在治疗中使用的各种技术如何打破这一循环。

2. 第二次会谈　讨论社交焦虑可能的原因：①遗传学；②家庭环境；③重大经历。

这些可能导致个体发展出：①功能失调的思维模式（包括灾难化及低自我效能感）。……在现实情境下,这种模式会以令人烦扰的方式表现出来……②功能不良的思维→注意力分散→在社交情境中的消极后果（例如,脑子发蒙,忘了自己要说什么）。③功能不良的思维→回避（不再参与到社交情境中）。

二、会谈过程

（一）第一次治疗性会谈

在反馈阶段,咨询师和小A都已同意开始一个以社交焦虑障碍为主要关注点的治疗。由于他们在之前已经讨论过社交焦虑障碍的诊断标准和患病率,因此第一次治疗始于一个简单的回顾。

之后小A和她的咨询师对大多数人有时会体验到的社交焦虑和需要治疗的社交焦虑之间的区别进行讨论。基于到目前为止的会面,咨询师担心小A会对问题解决的信心不足。她想要向小A强调：为她的问题寻求帮助正是显示出她的勇气所在,因为她的问题已经危及她的工作,并且给她造成了许多痛苦和功能损伤。她过度的焦虑及这些焦虑对她工作和生活的阻碍表明她患有社交焦虑障碍,而非只是"正常的"社交焦虑。

接下来,咨询师向小A介绍了"焦虑的3个组成部分"：生理成分、认知成分和行为成分。咨询师邀请小A描述她如何体验到每一个部分。小A解释道,当她感到焦虑时,她的面部感到紧绷、喉咙发紧、声音开始颤抖、音量细小,同时她会感到心跳、身体僵硬（生理成分）。当他们开始讨论认知成分时,小A说："我知道当我焦虑的时候,我的思维会变停顿,感觉大脑一片空白,无法思考要怎样说。"这时,咨询师通过查阅对前几次互动做出的备注来给予小A一点帮助。小A报告过一些想法："我会说错话得罪人""他们会认为我很怪",以及"每个人都注意到了我有多紧张"。由于小A的生理症状在她的脑中很鲜活,因此她补充道,"我的假笑看起来就像一个怪物"及"我的声音会变得太过于颤抖细小,以至于没有人能够听清楚我的话"。

在咨询师对小A的认知症状有了较好的认识之后,咨询师进入焦虑的行为部分。咨询师询问小A,在社交情境中她会做些什么使自己感到不那么焦虑。小A说,当她在听主管和同事说话时,她会特别留意别人的意见,以便自己的行动符合别人的要求。当遇到不认识的人时,她尽量保持微笑、少说话,这样她就能避免因为说错话让别人不高兴。咨询师也对小A明显的回避行为——那些由于避免焦虑而不会去做的事情——进行了询问。在来寻求治疗的这一年,她发现要回避任何事情已经相当困难了,因为在工作中必须要表达和沟通,她的回避已经让主管感到不满。然而,当咨询师进一步追问时,小A还说出她从不主动与同事发起交谈,只有当别人首先与她交谈时她才会说话。或者在工作会议上,只有遇到必须发言时她才会表达。

这时候,咨询师通过苏格拉底式提问帮助小 A 发现回避行为的好处和坏处。

　　咨询师:在患有社交焦虑障碍的当事人中,我们发现了许多回避行为。你认为为什么会出现这种情况?

　　小 A:因为它很有帮助?

　　咨询师:"它很有帮助"是什么意思?

　　小 A:嗯,它能够使焦虑受到控制。如果我只需要按别人的要求完成任务,不需要表达,我就觉得比较轻松。

　　咨询师:所以,简而言之,回避是一种相当不错的策略?

　　小 A:是的,的确是这样。

　　咨询师:那我们再来考点另一方面,从长远来看呢?

　　小 A:不是一个好的策略。

　　咨询师:为什么? 听起来好像只要通过回避那些让你焦虑的情境,你就能一直感到舒服了。

　　小 A:(笑)现在看起来不可能。

　　咨询师:你的意思是?

　　小 A:所以我就来找您了。

　　咨询师:对。所以,你认为回避行为有什么害处呢?

　　小 A:我始终无法克服或者说突破。

　　咨询师:那为了克服它,你需要做些什么呢?

　　小 A:嗯……那就是我必须要去表达,然后看到那也许并没有那么糟糕。

　　咨询师:很对。这就是暴露——做那些令你害怕的事,并且看到它们并没有那么糟糕。

　　小 A:好的,我现在懂了。

　　咨询师:那太好了。这一点很重要,需要对它进行思考。下次我们会谈论更多关于治疗方法的内容。但在此之前,我们花一些时间考虑一下焦虑的这 3 个组成部分是如何结合在一起的。

　　小 A:好的。

　　在第一次有关心理教育的会谈剩余的时间中,小 A 和她的咨询师探讨了焦虑的生理、认知和行为成分。小 A 和咨询师在白板上绘制出了"焦虑的恶性循环"——一个关于焦虑的生理、认知和行为成分如何相互作用,使得小 A 错失良机并出现消极感觉的可视化描述。图 9-3 呈现了这一循环。

　　为了确保在结束此次会谈离开时,小 A 能感觉到充满希望而不是无助,在对恶性循环进行探讨后,咨询师告诉她,在这一循环失去控制并造成机会丧失和消极感觉之前,治疗会打破这一恶性循环。在这一点上,小 A 问了一个很有意义的问题:

　　小 A:但是,这些都在发生着,我怎么知道从哪里开始呢?

咨询师:你这个问题很棒。尽管这3个过程看起来无法抵抗,但事实上这意味着可以用多种方式打破这一循环。你可以在各个地方"削弱"它。

小A:是什么意思呢?

咨询师:嗯,我们已经对焦虑的3个组成部分进行了定义,我们可以从这3个领域中的任何一方着手进行实实在在的处理。

小A:哦,也就是说如果我能改变我的想法,那会对我有帮助。但是我觉得好难改变。

咨询师:嗯,也有很多当事人在刚开始时跟你有类似的这种想法,他们使用认知行为疗法的方法之后,觉得对改变认知很有帮助。我们可以来尝试一下。

小A:好的。那我试试。

咨询师:好的。同时,改变你的行为也会有帮助。

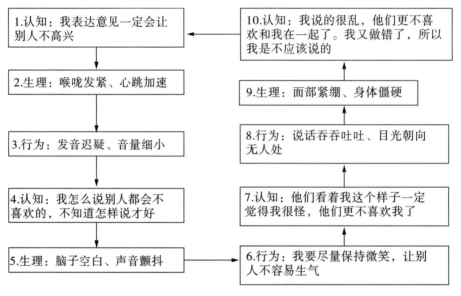

图9-3 小A的焦虑恶性循环

在治疗会谈的最后邀请当事人对学到的东西进行总结,会很有帮助。正如我们已经注意到的那样,建议当事人在治疗过程中携带一本笔记本,记录不断补充的"重要信息"。在会谈间隙甚至治疗结束后,当事人在遭遇挑战时,可以参考这一"重要信息"列表。下文是小A第一次治疗会谈结束时的情况。

咨询师:那么小A,我们的会谈到此即将结束。让我们在结束前回顾一下今天讨论的内容。

小A:好的。

咨询师:你认为今天的会谈对你有帮助吗?你学到了什么?

小A:是的,它相当有帮助,也提供了许多信息。我学到了很多东西。

咨询师:在你学到的东西中最有帮助的是什么?

小 A:回避很不好!

咨询师:很好的一点。我常常与当事人一起在他们的治疗笔记本上创建一个"重要信息"的列表。你刚提到的这点,可不可以算作是这一列表的第一个内容?

小 A:当然。在我真正想要去回避一些事情的时候,想起这一点会很有帮助。

咨询师:完全正确——记住有帮助的想法。你今天还学到了什么呢?

小 A:我知道我学了很多,但我觉得我要再理解消化一下。

咨询师:好的,很棒。对我来说,这次会谈的重点是为我们提供一个框架来理解为什么焦虑无时无刻不在,理解我们如何能够打破焦虑的恶性循环从而让自己感到更舒服。这为我们的治疗提供了框架。

小 A:对,我赞成"有多种方式可以打破循环"这一观点。

咨询师:的确。同时我认为,你会真正开始意识到 3 个组成部分是相关的。例如,改变行为真的能够改变你的想法。我们要学习去真正发现想法和行为之间的联系。事实上,你在本周的家庭作业中便可以开始关注这一问题。

小 A:家庭作业?

咨询师:我们一周见一次,然而,你每天都要对自己的社交焦虑进行处理,而非仅仅每周一小时在这里进行处理。与其他事情一样,你在治疗中投入得越多,得到的也会越多。

小 A:嗯,有道理。那么作业是什么?

咨询师:在这一周里,我希望你记录一些能体验到社交焦虑的场景。此外,这一周你预计有哪些事件会让你感到焦虑呢?

小 A:我几乎每天都会见到主管,她常常要安排任务给我。

咨询师:很好! 听起来那都是一些值得记录的情境。我希望你做的是一个关于能带给你焦虑的事件的简单描述:你体验到了什么生理症状,你的行为是什么,以及你有什么想法。这会帮助我们真正理解在不同的情境下焦虑的这 3 个组成部分是如何匹配在一起的。

小 A:好的。要按什么标准格式吗?

咨询师:为什么这么问?

小 A:嗯,我担心按我的想法写,不知道对不对。

咨询师:听起来像是一些焦虑在"说话"哦。

小 A:我会担心你不喜欢我的写法。

咨询师:这常出现在有社交焦虑的当事人身上。他们担心我会对他们做出负面的评价,就像他们对其他人的看法一样。让我再一次向你保证,我在这儿是为了帮助你,而不是为了评价你。我不关心你的写法是怎样的,同时,如果我不能理解你写的东西,我会问你。

小 A:所以我按自己的想法去写就可以,是吗?

咨询师:是的。我们想要看看你"在那一刻"体验到了什么。有时,当我们回过头去看一些事情时,我们很难说出当时是怎么想的,有些什么感觉,以及做了些什么。在当时写下你的观察,是获取焦虑体验的最好方式。

小 A:我理解了。好的,我会这么做。

正如我们已经提到的那样,治疗初期的一些会谈会让许多当事人感到很有压力。有些当事人回家后忘记做作业,而又很羞愧。因此,当事人可以在会谈结束前将作业记在笔记本上。每次会谈最后"必须做的",是询问当事人是否对本次会谈或家庭作业有疑问和担忧。从治疗开始时,咨询师就必须设立一种氛围,在这种氛围中,提问和反馈不仅仅是允许的,更是被鼓励的。持续营造一种共享工作的氛围,而这一氛围对于认知行为疗法而言十分重要。

(二)第二次治疗性会谈

小 A 在一周后回来开始她的第二次治疗性会谈。这次会谈的议程是完成心理教育,同时对令小 A 恐惧的情境进行焦虑等级的设定。会谈开始后,小 A 对之前的一周进行了简洁的叙述,咨询师回顾了小 A 的家庭作业,并对会谈的剩余部分做了安排。小 A 完成了家庭作业。

在第二次会谈中,心理教育包括了对社交焦虑可能原因的讨论,其中包含了一个在小 A 个案中涉及的材料的总结。在呈现材料时咨询师对他们早前的一些讨论做出反馈。例如,由于他们进行过较多关于小 A 家庭环境的讨论,所以当咨询师呈现这一观点时,咨询师说:"我们在之前谈过,你的家庭环境似乎在你社交焦虑的发展中起了很重要的作用。我们可以花更多的时间再讨论一下这个问题。"在这个提示下,小 A 开始解释说她成长于一个父亲比较权威、母亲比较懦弱、依赖的家庭中。父亲开一个土榨油小厂,妈妈是家庭妇女,父亲是高中文化,母亲是初中文化。她回忆道,在家庭里,父亲总是事事都要听他的,否则就会被他斥责。妈妈总是让着他,姐姐、自己都有点怕他。家里来客人,父亲要求他们不准与大人说话,除非大人跟他们说话。母亲总是提前跟姐妹俩强调不要乱说话,不要惹父亲生气。妈妈还常说,女孩子要经常有笑容;那些总是乱说话、自作主张的孩子是不讨人喜欢的。

小 A 也回忆起自己 5 岁时因为自作主张带小玩伴们进到家里查看,被妈妈指责的经历。小 A 记得,从那以后,小 A 凡事都不敢自作主张,总是顺从别人。并且跟别人在一起时常常要求自己要面带微笑,以免别人认为自己是不情愿的。

小 A 联想到,这些早期经验,特别是要求自己必须顺从别人,可能使得功能失调的思维模式发展起来。咨询师询问,这些功能失调的思维模式是怎样在实际的社交情境下表现出来的。

咨询师:当你在社交情境中时,思考不表达意见有多重要这一问题会带来什么影响?

小 A:在我来这儿之前,我可能会说"它会帮助我受人欢迎。如果我没有思考这个问题,我可能会被人排斥"。但我认为我已经开始逐渐理解了。如果我所思考的一切仅仅是不表达意见有多么重要,这就真的会搞砸事情,因为这让我忽略了表达意见也是很重要的。

咨询师:这种观察很不错。关注不表达意见的表现还存在其他问题吗?

小 A:嗯,我似乎给自己设定了表达意见就一定会被排斥。我能够接受别人可以表达异议,但似乎我不允许自己这样。

咨询师:所以,当你表达完之后你有什么感觉?

小 A:很糟。总是这样!

咨询师:当你下次不得不去表达时,这种感觉会对你产生影响吗?

小 A:当然。我准备说的时候就假设我又会说错,就像任何其他时间一样。

咨询师:这是一个很艰难的处境,对吗?

小 A:对。我觉得我是自己最糟糕的敌人。

咨询师:看来可能是这样。我们一定得花一些时间一起思考这个问题。

在此时,咨询师总结了一些可能促进她社交焦虑的发展和后续维持的因素。之后他们回顾了治疗计划的不同方面,引用了所有有关这一内容的材料。咨询师对系统的逐级式暴露、认知重建及家庭作业进行了描述,强调治疗的每一部分如何对小 A 有问题的思维模式和回避行为提供帮助。

咨询师:本次治疗包括了 3 个重要部分,即系统的逐级式暴露、认知重建及家庭作业。我知道我们已经对这 3 个部分进行过一点讨论,但还是让我们再次对它们进行回顾,同时看看它们能否为我们之前讨论过的问题提供一些帮助。

小 A:好的。

咨询师:我们已经对暴露进行过一些讨论了。它是一种行为练习,涉及面对令人害怕的社交情境。现在,我想请你说说,我们所说的"逐级式"暴露的意思是什么?

小 A:它的意思是我们会逐渐开展暴露。

咨询师:对,在今天会谈的晚一些时候,我们会建立一个令你恐惧的情境的等级,按照诱发焦虑的程度由小到大进行排序。我们会按照那个顺序逐个进行暴露,这样你就可以利用你之前获得的成功经验来帮助你完成更困难的任务。你觉得做这些暴露的目的是什么?

小 A:为了向我展示它们其实没那么可怕?

咨询师:对。其实有好几点,首先,你在一个情境中待的时间越长,你感到的焦虑会越少。同时,你参与同一个情境的次数越多,你就越不会感到焦虑。我们称这个过程为"习惯化"。对你来说,需要学习的一个基本观点是:焦虑并不会永远都缠着你。暴露的另一个目标是使你能够检验自己的信念。

小 A:嗯,我知道你想让我说,我会发现事实并不如我所预想的那样产生灾难性的后果。

咨询师:对。同时,顺便说一下,我很欣赏你能够指出我们两个在看问题的方式上存在些许不同。我知道你现在并不太相信"我会发现事实并不如我所预想的那样产生灾难性的后果"这一点。这完全没有问题。关键在于你能以一种足够开放的思想去用不同方式对事物进行尝试并亲眼去看。

小 A：很难想象我会那么做，但我相信当我们在其他一些事物上努力时这会变得更加容易。

咨询师：正是这样。现在，认知重建呢？它是什么意思？

小 A：检验我的思维？

咨询师：没错。认知重建需要你对焦虑时产生的思维进行分析。我们不希望你将所有的想法都变成积极乐观的，而只是用一种更为客观的方式看待你的想法，看看它们是否有意义或者是否有帮助。现在，你还记得我们是如何讨论想法和行为之间的关系的吗？认知重建可能怎样影响行为呢？

小 A：嗯，如果我用一种不同的方式思考，我可能更愿意去做一些事。

咨询师：对，同时甚至可能在这些情景中获得一些积极的经验。

小 A：那会更好。

咨询师：对于你之前谈到的在社交情境中关注不能表达意见而产生的影响，你有什么看法呢？

小 A：它对我造成了阻碍。

咨询师：所以，如果我们围绕思维进行一点改变，使之变得更为准确，这会产生什么影响呢？

小 A：我可能会更顺畅地跟别人沟通。

咨询师：如果你能更顺畅地跟别人沟通，你会有什么感觉？

小 A：我会感到很自在、很放松。

咨询师：所以，现在让我们关注一下治疗的第 3 部分的家庭作业。就像我们在上周讨论的那样，家庭作业真的很重要。

小 A：是的，我明白我投入的越多，获得的也越多。

咨询师：是的。我想告诉你在每次会谈间隙会有哪些类型的家庭作业。你会做相当多的监控，这有些类似于你这周做的，记录下你在社交情境中的体验。一旦我们开始进行认知重建，我还会让你做一些有关的作业。同样的，当我们在这儿开始进行大量的暴露练习时，在你自己的环境下进行暴露也是很重要的。

小 A：我不知道能否做到。

咨询师：这会有点困难，但当你开始做暴露的时候，会有许多工具来帮助你摆脱困境，比如以一种更为准确和适应的方式检验你想法的能力。首先你能够在这儿做大量的尝试，这会很有帮助。

小 A：好的。我尽力。

咨询师：现在，在开始设立等级之前，让我们想一想，如何才能使你在治疗中收获得最多呢？你觉得怎样才能使你在这儿的时间变得更为有价值呢？

小 A：嗯，尽管暴露的想法让我很害怕，但我能够发现做得越多，事情就可能变得越容易。

咨询师：对，就是练习，练习，再练习！坚持也很重要。当事情变得困难时，人们会倾向于放弃，或者只尝试一次就认为很难再做第二次。在这个计划里，我们鼓励你坚持——多次进行尝试，并且了解随着次数的增加，事情会变得越来越容易。

小 A:好,我要记住这个提示。

咨询师:很好。我想说的最后一点是,当人们愿意去尝试一些做事的新方式时,他们在治疗中会表现得很好。当人们来寻求治疗时,通常都是因为他们目前处理焦虑的方式并不奏效。所以,如果能更为开放地用新的方式做事并看看结果如何,这将会很棒。

小 A:我要试试。社交焦虑给我带来了太多的阻碍……我真的想试着去克服它。

咨询师:我想我们会合作愉快的。

在第二次会谈剩下的时间里,小 A 和咨询师一起建立了一个恐惧和回避等级,用来指导治疗的暴露部分。这个等级是一个社交情境的列表,在这些社交情境中,小 A 要不就完全选择回避,要不就参与但却体验到了大量的焦虑。每一个情境都使用 0~100 的主观不适量表(subjective units of discomfort scale,SUDS)进行评分,0 代表完全没有焦虑,100 代表小 A 能够想象到的最严重的社交焦虑。等级中的项目根据上述焦虑评分按照焦虑诱发程度从小到大进行排列。

表 9-1 包括了小 A 焦虑等级的一份副本。等级上得分较低的项目(不管它们的分值是多少)应该是那些会给当事人带来中度(但易控制)焦虑,但在治疗早期当事人就能够成功应对的事物。

表 9-1　小 A 的焦虑等级项目

项目	评分
向主管表达想法	95
在工作会议中表达意见	90
在员工团建跟陌生同事搭讪	80
对室友表达想法	70
主动跟一位陌生男性交谈	60
主动跟一位陌生女性交谈	50

咨询师给小 A 一份等级的副本,让她在这次会谈结束后带回家,并请她在想到任何新的项目时将其加入等级中。同时,咨询师也要求小 A 像之前一周那样继续对焦虑的 3 个组成部分进行监控。在会谈即将结束时,咨询师请小 A 提出疑问,并询问她在这次会谈中学到了什么。小 A 想到两条可以加入列表的重要信息:"我是自己最糟糕的敌人"及"我表达异议也不是一定就会被排斥"。

家庭作业:对于小 A 来说,在治疗的第一次会谈后便开始布置作业。这在认知行为疗法中是很典型的,它从一开始便强调这是一种主动的治疗方法,当事人要起到核心的作用。

让当事人了解为什么他们要做家庭作业是非常重要的。首先,一个令人信服的理由是:至少对于一些类型的困扰而言,家庭作业的完成与否是与疗效相关的。为什么会出现这样的情况呢?这有许多潜在的原因,这些原因都可以与当事人一同进行分享。再者,对于为什么家庭作业会有帮助这一问题,咨询师可以使用苏格拉底式提问来帮助当事人得到自己的假设。相比于每周一次的治疗,家庭作业提供了更多的机会使当事人对新的技能进行练习。此外,家庭作业也允许当事人在"现实世界"中对这些技能进行练习。相比于在会谈中进行的工作,在会谈外进行的工作对于当事人而言更有意义。在会谈中,当事人的成就感常常会大打折扣。在会谈中做得很好可能被归因于支持性咨询师的指导,或者"安全"的环境。当当事人在自己的环境中凭借自己的力量对事情进行尝试并看到积极的效果时,他们常常能感到自信的爆发——不只对于他们自身具有信心,也对治疗中教授的核心技术具有信心。这会帮助当事人发现,当治疗结束后他们能够继续成为自己的咨询师。

接下来的会谈:教授核心技术。在心理教育之后的会谈主要涉及的是教来访者在剩余的治疗中需要用到的技能。咨询师期望来访者将这些新的技能与前面会谈中学到的技能整合起来。小 A 的治疗计划包含两个核心技术,即认知重建和分级暴露。

(三)第三次治疗性会谈:介绍认知重建技术

在第三次治疗性会谈中,咨询师根据基本的会谈形式,先检查了她上周的表现,讨论她的自我监督家庭作业,然后与小 A 协商讨论本次会谈的内容。在治疗计划中已经提到过,这个会谈的主要内容是开始认知重建的过程。

到目前为止,咨询师已经向小 A 重申了好几次基本的思路,即事件、想法和感受之间存在着一种关系。我们对事件的解释是:不是事件本身导致了负性的想法和行为。这一基本思路是认知行为疗法的关键,也是认知重建的基本原则。上次会谈的家庭作业是让小 A 监控自己在引起焦虑的情境中的想法、感受和行为。这些自我监控表,或带入会谈的其他忧虑,现在可以为认知重建过程提供原始材料。

为了寻找认知重建的契机,小 A 和咨询师将注意力集中在最近一周发生的一件事情上:本周在工作季会上,每个人都要对新实行的部门管理制度提出建议,小 A 提出的是:在发通知时,可否由主管签名确认代替口头指令。

她在工作季会被要求发言之后一直惶恐不安,是一次让小 A 产生社交焦虑的"刺激事件"。会后,小 A 在自己的自我监控表格上写道:"我又会让主管不高兴了""我的表现太怪了""我永远都说不好"。这种想法的后果是使小 A 在这一天接下来的时间内都很失落(情绪反应),当她的室友叫她一起去吃晚饭时,她感觉没胃口(生理反应),勉强吃了几口(行为反应)。确定了这一特殊情境的刺激事件、信念和结果(指感受和行为),小 A 认识到,这次表达本身并没有导致她糟糕的感觉,而是她对这一情景的解释导致了这种感觉。她很快接受了这样一种观念,即我们对事件的解释比事件本身问题更大,明白了这一点,小 A 也开始理解为什么重新组织她的负性想法会对她有所帮助了。

咨询师帮助她回到了刺激事件的最开始阶段:在即将轮到她发言之前,她在想什么?她的自动化思维有:①我的建议主管肯定不喜欢听;②我肯定会说不好;③他们会觉得我的样子很怪;④他们会认为我很不会说话;⑤他们不喜欢我;⑥我很失败。

咨询师接着问她,她的自动化思维导致她产生了哪种情绪。小 A 报告说,这些想法使她感到害怕、焦虑和伤心。她意识到这些想法使她在开口说话之前就陷入了一种不良的思维框架中。

看到小 A 很熟练地识别出了自己的自动化思维,并且意识到了这些想法与情绪之间的联系,咨询师开始向小 A 介绍各种类型的错误思维,以及可以用来描述自动化思维所固有的逻辑错误的方法:首先做到可以识别自动化思维,其次能给自动化思维分类,这些是认知重建最初始的步骤。接着给识别出的想法贴上哪里"出错了"的标签,并且与当事人沟通,在认知重建中,被贴上失调标签的不是人,而是想法。

咨询师拿着一张可能的错误思维清单,结合当事人自己的经历和想法,进行苏格拉底式的询问,帮助当事人自己去发现这些错误想法。对小 A 来说,"我的建议主管肯定不喜欢听"是算命式错误想法的例子——在她还没有开始做任何一件事情之前,她就预测自己的表达完全不受欢迎。"他们会觉得我的样子很怪""他们会认为我很不会说话""他们不喜欢我"是一个思维读取错误的例子——主观臆断我们能够读懂他人的想法,并且知道他们是如何看待我们的。"我肯定会说不好"这个信念可以用来说明心理过滤的概念——只关注经验的负性层面而忽视经验的总体。咨询师也指出她使用了相当多的"标签",即用负性的标签描述自己是"很失败的",这样的措辞是不太可能被她用来描述其他人的。

当小 A 能够熟练地描述各种不同的负性思维时,咨询师就向她介绍了"证据法",认知重建的一个目标是帮助当事人去检查自己想法的有效性,检查这些想法是有帮助的还是有害的。

咨询师:那么,我们就从"我肯定会说不好"这个想法开始吧。你可以问自己什么问题来挑战这一想法呢?

小 A:嗯,我可以问自己——"我有什么证据可以证明我会说不好?"

咨询师:非常好。现在,在这个过程中,还有非常重要的下一步。

小 A:是什么?

咨询师:下一步是回答自己的问题。对于这些信念你有什么证据吗?我们就从"我会说不好"这一信念开始吧。

小 A:嗯,我们已经讨论过这个了,当我有这些想法时我还没有去发言。所以,我怎么敢去发言呢?

咨询师:是的。你还可以找到其他的证据吗?

小 A:这不是我第一次发言。你是要说这个吗?

咨询师:我不知道。也许你可以顺着这个思路进行下去?

小 A:事实上,我从来没有说错什么。

咨询师:一般都会发生什么?

小 A:通常我都能说完,就是声音比较小,有时别人会提醒我大声点。在开始说之前我非常焦虑,然后结果也没有发生什么。但是,由于某些原因,当我需要再次发言时,恐惧仍然存在。

咨询师:好,知道这一点很有用。随着治疗的进展,我们会去讨论那个想法。"他们会认为我很不会说话"是怎么回事呢?

小A:嗯,首先,我们已经讨论过,我其实是不能读懂别人的想法的。我也理解这一点。但是在发言之后,我仍然觉得同事们认为我很不会说话。我觉得这个想法比我在发言之前的想法还要糟糕。

咨询师:所以,要确定"同事们认为我很不会说话",你可以找到哪些证据呢?

小A:很难,我不知道别人是怎么想的。

咨询师:我们来多考虑几个问题。很不会说话意味着什么?

小A:嗯,如果一个人说话总是声音小、又吞吞吐吐的,就不能传达出任何有意义的信息,只是一堆没有内在逻辑的杂乱的字词。

咨询师:你这样说话时,注意别人的反应了吗?

小A:嗯,人们看起来会很迷惑。

咨询师:这是你在讲话时注意到的吗?有什么证据证实人们感到迷惑吗?

小A:没有。如果我真的那样想的话,实际上我反而有些证据来推翻我的想法。

咨询师:真的吗?说来听听。

小A:在我说的时候偶尔主管会提醒我大声一点,说完之后,主管跟大家也会讨论一下,主管或者同事有时也会再问我一些相关情况,让我多说一点,之后大家会做出决定。

咨询师:所以呢?

小A:所以,如果他们感到很迷惑的话,他们不太可能会这样做。

咨询师:哦,你的这个观察非常不错。通常情况下,有社交焦虑的人总是去寻找那些支持他们负性信念的证据,而忽略掉那些与他们的想法背道而驰的信息。

小A:是的,我从来都没有像刚才那样想过。

咨询师:好的,再问最后一个问题。我们不能想当然地说人们所恐惧的东西永远不会发生。你有很多证据表明你的表达并没有让别人听不明白。但是也有可能你真的没说明白,那会怎么样呢?

小A:哦!那将会非常可怕。

咨询师:那么,让我们来认真考虑考虑。对这一状况来说,什么会变得很糟糕呢?

小A:我会很尴尬。

咨询师:嗯。那又会怎样呢?

小A:啊,那很恐怖。

咨询师:是的,那样的确是很糟糕。有没有任何其他的可能呢?

小A:我可能会丢掉我的工作。

咨询师:真的吗?就在一次失败的表达之后?

小A:我不知道。我猜会那样。

咨询师:你们公司签订的劳动合同是约定员工某一次发言时没说好,就会解雇吗?

　　小 A:这个没有。我想你是对的。你是想说我必须要搞错一连串的事情才能看到会发生什么。

　　咨询师:我的确是这么想的。你觉得呢?

　　小 A:我同意。那我觉得我主要是担心我提的意见会让别人不高兴,特别是得罪了主管。

　　咨询师:那么,同样的,你找到了主管不高兴的证据了吗?

　　小 A:嗯,主管反而是对我总是不表达不满意,她希望我能够说出来,或者多提醒她。

　　咨询师:那这个证据说明了什么?

　　小 A:说明主管如果不高兴不是因为我有没有说明白,反而是因为我总是不说!那如果我没说明白就只剩下尴尬了。或许会在那次失败的表达之后,对再一次的表达感到更加紧张。

　　咨询师:你怎么处理那种情形呢?

　　小 A:嗯,我可以再说清楚一点,好像也没有什么大不了的。

　　咨询师:嗯。似乎这是一个很好的关键信息?

　　小 A:是的。毫无疑问。有点让我迷惑,我这么多年都在担心什么呀!

　　咨询师:看起来事情从现在开始变得简单了。

　　小 A:完全正确。

　　咨询师继续引导她挑战其他的自动化思维,然后,依据治疗协议的步骤,向小 A 介绍了理性反应的概念。"理性反应"是指在激起社交焦虑的情境中,当事人采用在认知重建过程中学到的东西来让自己保持专注和理性的态度。把理性反应的概念介绍给小 A 之后,咨询师帮助小 A 建立起了一种理性反应来应对下一次发言。小 A 想出了这样的一种理性反应——"我不可能在表达之前就知道结果"。

　　在这次初步会谈之后,咨询师请小 A 继续在接下来的一周内监控自己的自动化思维,然后独自挑战这些思维。咨询师还请小 A 把这个过程写在她的治疗记录本上,并且在下次会谈时带过来。咨询师告诉小 A:家庭作业重点是要去观察认知重建是如何发挥作用的,另外也为下一次会谈搜集一些素材。在会谈即将结束时,将这次咨询的收获加入她的表格中:"我感到改变想法并不是那么的难,因为我不需要把我的想法看作是不变的法则,我可以去质疑它们,看看它们是否合理。"

　　(四)第四次治疗性会谈:继续认知重建并计划第一次暴露

　　和之前的会谈一样,第四次会谈仍然先检查了小 A 上周的表现和她的家庭作业——这次是认知重建记录。小 A 刚到的时候表示这周感到开心。她已经真正开始了认知重建的过程,而且发现在过去的这一周中,当她面对一些情景时,焦虑情绪减少了。例如,这次会谈的前一天,小 A 去学开车,教练叫她再练练定点停车,她想服从教练的安排,又想到自己对移库特别没把握,想跟教练提出再多练几次移库。这个想法却与另一个想法对抗起来——"如果我提出来教练会不高兴的"。当小 A 发现自己有这个自动化思维时,她在脑子里思考,进行认知重建。她发现了两个主要的事实:①她没有证据证明教练听了一定会不高兴;②教练也希望学员能够多练练自己感到没有把握的项目。她产生了一种理性想法——"我可以去问问教练,让教练了解我的想法"。有了这个想法,她就去问了教练,教练爽快地答应了。小A感觉自己这次沟通处理得很满意,回家立即就把这个认知重建过程做了记录。

从各方面看,这次经验对小A来说都非常关键。她主动对自己进行治疗,把自己在治疗会谈中学到的东西以一种有效的方式应用于实践中。这一经历告诉她,她能够对自己的状况有所控制,她不会永远地被社交焦虑困住。此外,小A还为自己设计了一次暴露:主动约室友去看电影,看看会发生什么。通过这种做法,小A经历了一次信念的改变。这种改变部分是由于认知重建在起作用,但是却是通过小A的现实经验巩固起来的,因为小A的经验驳斥了她自己的信念。采用苏格拉底式询问,咨询师确认了小A对这一过程有了清楚的认识。

在这次会谈中,小A和咨询师还回顾了她这周完成的其他认知重建家庭作业。他们花了一些时间进行"微调"——咨询师向她提供挑战思维的不同方法,建议她想出更简洁的理性反应。很显然,小A已经很清楚地理解了认知重建,而且在过去的一周中,她已经看到了认知重建对她的积极影响。

他们计划在下一次会谈中进行第一次暴露。小A和咨询师共同决定第一次暴露的内容是:小A主动找一位她从来没有见过的人进行一次交谈,介绍自己并告诉对方,她发现自己跟对方某一方面的异同点。这种情况的恐惧和回避等级是"50"(表9-1)。能够引起中等程度焦虑的情景,一般来说是初次暴露的良好选择。他们一致同意第一次是与一位女性同事进行交谈,因为与男性同事进行交谈会提高小A的恐惧和回避等级。

(五)第五次治疗性会谈:进行首次暴露

在第五次治疗性会谈中,小A和咨询师先检查了小A上周的表现,制订了本次会谈的议程,然后检查小A的家庭作业,依然是有关她在生活中遇到引起焦虑情绪的情景时,进行认知重建的过程。小A的家庭作业完成得很好,上周她有更多的机会采用认知重建的方式去应对压力情景。

在开始进行第一次暴露之前,小A和咨询师回顾了一遍暴露的目的:观察即使在引起焦虑的情境中,焦虑也会自然地减少,提供机会测试一下小A的信念。暴露的各个要素随后也被介绍给小A。小A和咨询师都同意,她要坐下来与一位女性进行一次交谈,向对方表达自己观察到的跟对方的一个相同和不同之处。在这次暴露中,与小A进行交谈的是一名实习生,她正在小A接受治疗的心理咨询机构担任接待员工作。这名实习生被告知,她需要像平常一样与小A进行交谈,就像是和自己的同学或者在聚会上认识的人聊天一样。

作为暴露的要素,咨询师邀请小A去识别自己的自动化思维,并挑战这些思维,然后想出一种理性反应来面对这次暴露的情景。小A的自动化思维主要是担心怎么开口,这样会导致尴尬的沉默。通过挑战这些想法,小A想出了这样的理性反应——"我可以把她看作是我的朋友",以此来提醒自己:对方不会排斥自己。在暴露开始之前,小A要先设定一些目标。起初,小 A 选择的目标是"不再焦虑"。咨询师则鼓励小 A 根据她在暴露情景中所做的,选择一个可观察的、可测量的目标,而不是根据自己的感觉设定目标。小 A 给自己设定的目标修正为:告诉对方自己观察到的俩人之间的一个异同点,然后询问对方的看法。

小 A 的暴露过程按照计划进行。谈话进展得很顺利,小 A 与女性同事分享了自己观察到的信息,对方也回应了自己的看法。谈话结束后,咨询师与当事人立即开始讨论她在这次经验中学到了什么。

首先,咨询师询问小 A 是否达到了她的目标。她发现自己真的可以与对方分享自己的看法,而且还询问了对方是否喜欢谈论这个话题。咨询师问她在交谈中有没有感到焦虑,她说有,尤其是在交谈刚开始的时候。然后,咨询师让小 A 对她原来的自动化思维重新评估。她说那些自动化思维几乎没有实现——她很顺利地开口说话,交谈也没有感到尴尬,对方还表示很乐意一起讨论这个话题。最后,咨询师问小 A 从中学到了什么。她说,我认识到最好的做法是先把感觉和行为区分开来。在社交情景中,起作用的是她做了什么,而不是她判断会怎样。通过对这一点深入讨论,小 A 意识到:她对社交情景的判断总是基于感觉(例如,"这次表达会让别人不喜欢,因为我感到如此焦虑"),这样的判断方法影响了她对以后相似情景的信念(例如,"上一次我就很紧张,所以这一次也会失败")。

第一次会谈内暴露结束之后,小 A 的家庭作业是进行一次相似的暴露。通常每天下班后,她的室友都会叫她一起去附近常去的那家餐馆吃晚饭,她早就想建议室友去另一家试试,但以往她会选择不表达、顺从对方的决定。原因和她在做暴露之前描述的一样:她担心别人不高兴。作为家庭作业,咨询师建议小 A 在明天下班时做一次表达,把它当作一次暴露。咨询师提醒小 A,如果她犹豫了,就回头看看她的重要信息表。这次会谈内暴露结束后,小 A 又获得了两条可能有帮助的重要信息——"先把感觉和行为区分开来""做起来比想象中容易得多""判断事情要根据你做了什么,而不是你如何感觉的,这一点非常重要"。

咨询师给小 A 一份讲义,来帮助她进行这次暴露,讲义的内容包括暴露前的准备(认知重建,想出理性反应,设定一些目标)和暴露后的分析(你达到目标了吗? 你学到了什么? 等等)。因为这次暴露就在会谈后的第二天,所以小 A 和咨询师在第二天下午稍晚一些的时候,要进行一次电话会谈。电话会谈有两个目的,当当事人第一次做暴露的时候,他们是自己最大的敌人,他们会根据旧有的模式来判断成果,即基于他们的感觉,而不是行为。一次电话会谈可以确保小 A 在进行暴露之后,对暴露做一个良好的分析。电话会谈的另一个好处是,提供一次检查的机会;因为当事人虽然同意做暴露了,但是她一旦回到家之后,很有可能不去执行。如果小 A 是这样的话,咨询师就会给她一些忠告,从而促进她完成安排的家庭作业,或者,如果说这次暴露对她来说太难或暴露的机会已经丧失了的话,再另外给她安排一次暴露。这样的话,到下次会谈到来前的这一周就不会浪费掉,而且当事人也不会因为没有能力完成家庭作业让自己整周都意志消沉。

（六）第六次至第十次治疗性会谈：继续进行认知重建和对恐惧情景的暴露

小 A 接下来的 5 次治疗性会谈进行得非常顺利。在会谈过程中，她与咨询机构的女性和男性工作人员又进行了几次交谈练习。而且在公司工作会上也有几次发言，特别是跟主管表达了她认为发通知前都让主管有一个签名确认的建议，主管采纳了，并且说这样也能提醒自己不会因为事情急而出错。主管还说她很高兴看到小 A 能够表达自己的意见。小 A 也完成了布置的家庭作业，抓住了生活中自然发生的一些情景进行了几次额外的暴露。

在治疗中，行为与认知的改变是同时发生的。小 A 发现她日常生活中的焦虑情绪有了显著的下降，而功能方面则有了显著的提高。她在工作会上的发言表现比以前淡定，她还会主动跟同事交谈（而不是回避他们），她跟发小也分享了她在工作交流中的困惑，发小告诉小 A，自己也很怕得罪领导，但是该说的不说反而容易引起不必要的误会。通过这次会谈，她关于被拒绝的信念发生了明显的改变。她开始认识到她因为表达异议会得罪人的概率远远低于自己预设的水平，而且当她真的没说好的时候（例如，和室友一起吃饭的时候表达不同意见或者在工作会上的提议大家不认可），也没有发生什么大不了的事情，还感觉跟室友的关系比以前更好了，室友会更多地邀她一起去逛街，参考她的意见买衣服。如果有什么后果的话，小 A 观察到的最积极的后果是她的社交行为逐渐增多了。

小 A 进步得很快，她抓住了生活中的每一个机会来改善自己的社交焦虑。咨询师对治疗计划做出了调整，加入了两次或三次暴露会谈，然后用两次会谈时间来讨论复发预防和目标设定问题。

小 A 的问题清单上的其他问题如何呢？它们是什么状况？是否需要分配时间去处理它们？随着治疗的发展，我们可以清楚地看到，影响小 A 同事关系的，正是社交焦虑这一拦路虎。一旦社交焦虑不在了，小 A 就能够自在地加入跟同事的交流，并且在工作上感到更能顺利地完成任务。

因为小 A 对她的工作更加自信了，所以她也开始相信她的家人对她的选择会更加"宽容"，她跟父亲打电话说了自己近期的真实情况，让她没想到的是父亲一点都没有责怪她！父亲说她应该是值得更自信的，因为她读书那么好，"多跟咨询师好好学学，说话肯定不是问题"。父亲还说要她多跟父母联系，父母对她一个人在外不放心。父母来探望过她几次，父亲还说，如果她工作稳定下来，在这里嫁人也不错，父母也会常常来大城市小住。她发现父母其实是支持她的。

对于婚恋话题，小 A 自己关于恋爱的想法并没有在前期治疗会谈中出现。咨询师没有强调这一问题，主要是因为这个并不是小 A 来治疗时想要讨论的问题。然而，小 A 在接近结束治疗的后期会谈阶段主动谈到了一个令人惊喜的变化，将在本章第六节详细描述。

第六节　结束治疗

一、牢记结束时间

认知行为疗法是一种有时间限制的疗法：我们需要使当事人在治疗开始时就清楚这样一个重要的事实。拥有一个明确的结束点，对于治疗进程来说是非常有益的。它会给当事人造成一些外部压力，促使他们在规定的时间内做出改变。知道仅剩下四五次治疗性会谈，通常会激励当事人去完成他们最困难的目标。而认为治疗可以无限期地拖延，则会使当事人的进展变慢。

牢记治疗结束时间，也会促使咨询师不断地重新评估个案概念化及治疗方案是否有效。当治疗时间有限时，毫无目的地进行大量会谈是不可行的。更确切地说，每一次会谈都必须是有组织的和目标明确的。此外，在每次会谈中都要通知下一次会谈的内容，这事实上是为结束治疗做铺垫。每次会谈之后，咨询师应该自问："为了完成治疗目标，下一步我需要做什么？"

在小 A 的案例中，治疗的首要目标是帮助改善她的社交焦虑。咨询师打算按照社交焦虑的治疗方案进行十六次会谈，包括最后设置目标和预防复发的时间。然而，治疗计划的灵活性允许小 A 和咨询师来处理她的其他一些问题。在小 A 的案例中，可以把她所害怕的情景的等级作为治疗的路线图。我们可以运用认知重建技术来帮助小 A 为暴露做准备，并在每次暴露完成后加工她从中学到的东西。在会谈中每完成一次暴露，要布置一个相似的暴露作为作业。如果小 A 在下一次来会谈时依然觉得她需要继续处理上一个情景，就需要再用一次会谈的时间来处理它；如果不需要，就可以进一步处理更高等级的情景了。我们并不要求小 A 在治疗过程中攻克每一个困难情景。相反，我们只是希望在治疗结束时，小 A 可以拥有自己面对任何情境的能力。换句话说，治疗的目标是教会小 A 成为自己的认知行为咨询师，这样她就能够在治疗结束后继续应对她的社交焦虑了。

二、教当事人成为他们自己的咨询师

在认知行为疗法中，教当事人成为自己的咨询师，这一目标常会使结束治疗这一过程得到当事人的更多认同。我们没有把结束治疗限制为一个痛苦的、可怕的过程，而是（在治疗的最开始就）将其拟定成非常积极的一步。结束治疗也就意味着当事人已经做好了准备，他们可以用新学习到的技能来独自应对遇到的难题。

在治疗的初期，咨询师一般会主导会谈和作业的内容。例如，咨询师建议把一次陌生交流作为小 A 的第一次暴露。然后，他们一起界定了这次暴露的参数。这次暴露后，咨询师布置的作业是更多地主动与人交谈，以帮助小 A 识别出在这一周将发生的事

情中可能存在的帮助其完成这些暴露的机会。

在后面的治疗中，当事人开始独立地做出上述这些决定是非常必要的。这也就是说，在一次治疗性会谈开始时，当事人要在设定会谈议程方面发挥积极作用，在会谈结束时，当事人要能够设计出恰当的作业。

让我们再一次回到小 A 的案例：小 A 的第一次暴露（在第五次会谈中）是同一个陌生女性的一次交谈。那次的作业是跟室友表达自己想去另一个餐厅吃晚饭的想法。当小 A 来进行第六次会谈时，她报告说室友开始有点意外，室友问小 A 为什么之前一直没说想去另一家餐厅，小 A 表达了自己的顾虑，室友说这个实在是小事一桩，"难道你认为我会那么小气吗？"小 A 告诉咨询师，她被室友这句话"惊到"，她发现自己只是顺从别人反而还会让别人误解自己、拉开了人际距离，这是她之前从来没有觉察到的。小 A 感到这一反馈非常有用，在进行了第六次会谈之后，当她再跟室友交流时，她很少再担心表达异议会让室友不高兴了。

在第七次会谈中，咨询师让小 A 考虑自己的等级，并基于等级设计一次暴露。

咨询师：小 A，在今天的会谈中你想做点什么？

小 A：前两周的主动交谈真的对我很有帮助。我确实感觉到我可以在午餐期间很自如地跟同事们闲聊了。

咨询师：太棒了！你觉得我们今天是再进行一些主动交谈比较好呢，还是继续深入去干点儿别的呢？

小 A：嗯，主动交谈已经给我带来了非常良好的感觉。也许可以继续深入了。

咨询师：为什么？

小 A：我在主动跟人交谈的时候已经做得相当好了，也知道我在现实生活中不会再回避这件事了。上周我抓住了很多机会进行交谈，我知道这周我依然会这么做的。所以，我不会再逃避了，并且对此感觉良好，我们似乎应该解决我的问题中更高等级的了。

咨询师：我认为这是个非常好的打算。小 A，你接下来想做什么呢？

小 A：嗯，我还没解决掉所有的交谈问题。在跟我的同事们交流时，我感觉非常良好，但是，与主管交流对我来说就困难多了。你觉不觉得我应该开始处理这个问题了？

咨询师：真是一个好主意。那就让我们把"与主管的沟通"放入今天的会谈议程吧。

用这种不直接纠正小 A 的方法，咨询师促使她成为自己的咨询师，并能仔细考虑对会谈内容的几种不同的选择，这一切使小 A 意识到她已经完成了主动交谈，给会谈注入了积极的因素。同时，也会帮助她把这种自信带到等级中的下一个项目中去（与主管沟通）。

另一个使当事人"成为咨询师"的方法是进行角色扮演，咨询师在其中扮演当事人的角色，然后来访者需要指导这个假当事人怎样解决一个问题。最后，尤其是在治疗临近结束时,咨询师可以给当事人提出一些在治疗结束时可能发生的困难情境,并问他们会怎样处理。

还有一个可以确定当事人已经准备好成为自己咨询师的极好方法就是,寻找到他们具备这方面能力的证据,并不断强化它们。当情境是偶然发生在当事人的生活中(不是留的作业),并且当事人运用认知行为疗法的方法有效地处理了它们时,这种证据是最有效的。

小A:这周我碰到了点麻烦事。因为治疗快要结束了,我感到有些不安。

咨询师:哦,那请你详细说说吧?

小A:上周我们开工作会时,我对一个方案提出了一个比较关键的建议,主管觉得不错。但是同事们在七嘴八舌地讨论了很多事情之后,就忽略了,没有按我提出的那个建议去做。之后主管发现了这个事,有点懊恼,同时也责怪我为什么没有大声地强调我的这个建议。看起来这个事情搞得真糟糕!

咨询师:当时你感觉如何?

小A:一开始,我觉得又是我没表达好,我把一切都搞砸了,我感觉特别的沮丧。我回到办公桌呆坐在那儿好几分钟,感觉糟糕透了,有一种彻底的失败感。

咨询师:然后呢?

小A:然后我迅速从中恢复过来了。我想通了,我觉得我在会上已经讲清楚了我的建议,因为当时主管就已经表示很赞同,是主管在会议小结上忘了强调大家要按我的这个建议去做,实际上跟我毫无关系。

咨询师:然后呢?

小A:呃,然后我就不难过了。我又想了一下这个事情的补救办法。

咨询师:哦! 那你又做了什么吗?

小A:对! 然后我又去找主管,跟她说了我的补救建议。主管说,她觉得刚才不应该怪我,主要还是自己性子太急,开会时忘了跟大家强调。希望我以后多提醒她。

咨询师:看起来你其实已经可以退一步,去仔细考虑你最初的那些自动化思维了。这简直好极了! 你觉得呢?

小A:我也觉得很棒。几个月前,这件事会使我躲在厕所里掉眼泪,然后郁闷好几天的。而这周,我差不多只郁闷了5分钟,然后就恢复过来了。我太开心了!

关于教当事人成为自己的咨询师,还有最后一点需要强调。很多咨询师记住要对当事人的这些努力做积极的强化:当你的当事人能抓住生活中的机会运用他们在治疗中所学到的知识,或者在会谈中领悟到了一些有用的东西,我们都应该给予表扬。这并不是说我们要过分表扬当事人,而是说,当他们做了那些将会对他们有帮助的事情时,我们应该让他们知道,并使他们继续满怀热忱地做下去。最重要的是,咨询师的积极反馈和在现实生活中的正面强化都会给当事人带来希望,使其相信他们有能力为自己的生活带来积极的改变。

三、最后几次会谈的要点

当咨询师和当事人都对当事人成为自己的咨询师很有把握时,也就到了结束治疗的时候了。然而,在结束之前,还有很重要的几点需要在治疗中涉及:当事人需要明确地知道他们完成了什么;咨询师必须确保当事人对于未来有现实的期望;当事人必须知道如果症状复发他们该怎么办。

1. 帮助当事人发现他们在治疗中获得了什么 怎样才能帮助当事人看到自己已经取得的进步呢? 达到这一目标的一个极好的办法是,把当事人当前的状况和初始时的评估结果进行比较。用问卷法告诉当事人,测验显示从第一次前来治疗到现在,他们的症状已经减少了多少。

2. 帮助当事人为未来设定目标 一些当事人会担心,一旦结束与咨询师的会谈,他们又会不知道该做什么和如何做了。缓解这种担忧的方法是,在最后的几次会谈中与当事人一起为未来设定目标。这些目标旨在帮助当事人保持并扩展自己在治疗中的收获。可设定一个完成这些目标的时间表。

3. 建立对未来的现实期望 当治疗临近结束,咨询师还需要考察治疗结束后当事人的现实期待。很多当事人是抱着以后再也不会遇到任何难题的期待前来治疗的。认知行为疗法的总体目标是:通过掌握新技能来帮助当事人继续处理治疗结束后的残留问题及未来可能出现的问题。

4. 与当事人讨论如何应对症状复发 要让当事人知道,结束治疗并不意味着他们要永远独自处理所有麻烦,这是很重要的。问题确实会重复出现,确保这些"波折"不会迅速地发展为全面复发,最好的办法就是让当事人对于这些波折的出现做好准备并将之正常化。咨询师应该教所有当事人预料到未来路上的波折。

咨询师必须在完成治疗前让当事人明白,在全面复发前会出现一些小问题。当事人有很多方法可以防止进程完全倒退。首先,当事人需要明白这些小问题意味着他们有机会练习自己在治疗中学到的技能。在结束治疗前与当事人一起制作一张汇总表,把当事人在治疗中所学到的和对他们有帮助的技术都列在上面是个很好的做法。它可以包括用来应对自动化思维的理性反应清单。当事人陷入困难的时候,就可以回头看看这些汇总表,帮助自己想起在认知行为疗法中学到的有用的东西。

咨询师还应该让当事人知道何时给咨询师打电话是合适的。同样,从出现小问题到全面复发的过程也不是一蹴而就的。咨询师要鼓励当事人在情况还没有全面复发的时候就联系咨询师。他们可能会觉得因为很小的问题打电话求助很傻(比如,连续几天的不良想法、对不健康行为的冲动),但如果让他们提前知道,打电话求助是很好的,他们就会给咨询师打电话了。咨询师可以评估情况,然后决定采取什么行动。有时,一个支持性的电话和几句关于如何应用治疗中所学东西的建议都会对当事人产生很大的帮助。有时,咨询师则可能要建议当事人做几次强化治疗以帮助其阻止复发。

总之,在结束治疗之前,咨询师有几件事需要留意并做好:首先,要确保当事人知道认知行为疗法的核心技术及如何运用它们。就像之前说过的,当事人需要知道如何成为自己的咨询师。咨询师还想帮助当事人确立治疗结束后他们想要实现的目标。很少有当事人在治疗的最后阶段会觉得自己已经做到"完美"了,大部分人都愿意花一些时间来考虑接下来他们还要继续做什么,以及怎样应用在治疗中所学到的技能来实现这些目标。帮助当事人看到自己在治疗中取得的所有进步和让当事人对未来保持一种现实的想法,在这二者之间取得平衡。

四、小 A 的案例回顾

对小 A 的治疗进行了十六次会谈。治疗的重点是社交焦虑障碍,同时处理一些在治疗期间出现的相关问题。前十次对小 A 的治疗都是"按部就班"进行的。她非常配合治疗,取得的进展比期望中的还要迅速。在个案概念化的过程中,咨询师发现小 A 对工作不能续聘的担心很大程度上是由于社交焦虑障碍带来的。随着她越来越自如地在工作和生活中表达自己的想法,她也越来越相信她并不是一个特别容易招致别人排斥的人。我们在前面提到过,小 A 也开始相信家人对她的选择是持"宽容"态度的。在第十二次的治疗中,小 A 主动提到了关于亲密关系的话题。以前,她在大学班群里极少发言,现在也会偶尔"冒泡"。最近,她的一个大学男同学在班级群里加了她的私信,再次表达了对她的好感。她说,以前因为担心自己不会处理关系,会导致不能维持关系,所以她对建立亲密关系的态度应该是属于"回避行为"。她觉得实际上自己可以去尝试,"要把感觉和行为区分开"。所以,她打算增加跟这位男生的交往。

考虑到小 A 显著的进步,在第十四次会谈中,咨询师建议他们可以在商定好的十六次治疗性会谈之前结束治疗。小 A 似乎对这一建议也很满意,觉得已经具备了成为自己的咨询师的能力。他们商定好再用一次治疗来讨论复发预防和目标设定的问题。最后一次会谈约定在 2 周后,小 A 将在 2 周期间更多地将她在治疗中学到的新技能应用到生活工作中。

最后这次会谈作为治疗总结,小 A 和咨询师一起回顾她所取得的进展和收获:咨询师确认小 A 已知道认知行为疗法的核心技术以及如何运用它们,帮助小 A 看到自己在治疗中取得的所有进步,让小 A 对未来保持一种现实的想法:小 A 已预料到一些这样或那样的问题很有可能在未来再次出现。但这并不意味着小 A 会成为一个失败者——在生命的历程中,遭遇困难也是我们生活的一部分。最重要的是,小 A 已拥有应对这些波折和困难的技能。

参考文献

［1］BECK A T. Thinking and depression：Ⅱ．theory and therapy［J］. Archives of General Psychiatry,1964,10,561-571.

［2］BECK A T,RUSH A J,SHAW B F. Cognitive therapy of depression［M］. New Ybrk：Guilford Press,1979.

［3］BECK A T,BECK J S. The personality belief questionnaire. Bala Cynwyd［M］. PA：Beck Institute for Cognitive Behavior Therapy,1991.

［4］BENNETT-LEVY J,BUTLER G,FENNELL M,et al. The Oxford guide to behavioural experiments in cognitive therapy［M］. Oxford：Oxford University Press,2004.

［5］BUTLER A C,CHAPMAN J E. FORMAN E M,et al The empirical status of cognitive-behavioral therapy：A review of meta-analyses［J］. Clinical Psychology Review, 2006, 26(1),17-31.

［6］BURNS D D. Feeling good：the new mood theraty［M］. New York：Signet,1980.

［7］BURNS D D,NOLEN-HOEKSEMA S. Coping styles,homework compliance,and the effectiveness of cognitive-behavioural therapy［J］. Journal of Consulting &Clinical Psychology, 1991, 59(2),305-311.

［8］ELLIS A. Reason and emotion in psychotherapy［M］. New York：Lyle Stuart,1962.

［9］EYSENCK H J. The effects of psychotherapy：an evaluation［J］. Journal of Consulting &Clinical Psychology,1952,16,319-324.

［10］FENNELL M. Overcoming low self esteem：a self-help guide using cognitive-behavioural techniques［M］. London：Constable Robinson,1999.

［11］FOA E B,STEKETEE G,ROTHBAUM B O. Behavioral/cognitive conceptualizations of post-traumatic stress disorder［J］. Behavior Thertpu,1989,20,155-156.

［12］KAPLAN H I,SADOCK B J,GREBB J A. Kaplan and Sadock's synopsis of psychiatry：Behavioral sciences［M］. 7th ed. Baltimore：Williams & Wilkins,1994.

［13］KAZDIN A F. Behavior modification in applied settings［M］. 6th ed. Belmont：Wadsworth,2001.

［14］LINEHAN M M. Congnitive-behavioral treatment of borderline personality disorder［M］. New York：Guilford Press,1993.

［15］NIEMEYER R A. FEIXAS G. The role of homework and skill acquisition in outcome of group cognitive therapy for depression［J］. Behaviour Therapy, 2016, 47(5)：747-754.

［16］ ORLINSKY D, GRAWE K, PARKS B. Handbook of psychotherapy and behaviour change［M］. 4th ed. New York：Wiley,1994.

［17］ PERSONS J B, BURNS D D, PERLOFF J M. Predictions of drop – out and outcome in cognitive therapy for depression in a private practice setting［J］. Cognitive Therapy & Research,1988,12,557−575.

［18］ PERSONS J B. Cognitiv therapy nformIlditio approch［M］. New York：Norton,1989.

［19］ RUSH A J, BECK A T, KOVACS M, et al. Comparative efficacy of cognitive therapy and pharmacotherapy in the treatment of depressive outpatients［J］. Cognitive Therapy & Research,1977,1,17−37.

［20］ ROTH A, FONAGY R. What works for whom? ［M］. 2th ed. New York：Guilford Press,2005.

［21］ SAFRAN J D, MURAN J C. Resolving therapeutic alliance ruptures：diversity and integration［J］. In Session：Psychotherapy in Practice,1995,1,81−92.

［22］ SLOAN T, TELCH M I. The effects of safety−seeking, behavior and guided threat reap-praisal on fear reduction during exposure：An experimental investigation［J］. Bchaviour Research and Therapy,2002,40(3),235−251.

［23］ WELLS A, CLARK D M, SALKOVSKIS P. Social phobia：the role of in−situation satety behaviors in maintaining anxiety and negative beliefs［J］. Behavior Therapy. 1995, 26(1),153−191.

［24］ WRIGHT J H, DAVIS D. The therapeutic relationship in cognitive−behaviour therapy：patient perceptions and therapist responses［J］. Cognitive and Behavioural Practice,1994,1(1),25−45.

［25］ JESSE H W, MONICA R B, MICHAEL E T. 学习认知行为治疗图解指南［M］. 武春艳,张新凯,译. 北京：人民卫生出版社,2010.

［26］ JUDITH S B. 认知疗法进阶与挑战［M］. 陶璇,唐谭,李毅飞,等译. 北京：中国轻工业出版社,2020.

［27］ DEBORAH R L, BRIAN P M, RICHARD G H. 认知行为疗法［M］. 李毅飞,孙凌,赵丽娜,译. 北京：中国轻工业出版社,2020.

［28］ JACQUELINE B P. 认知行为治疗的个案概念化［M］. 李飞,刘光亚,位照国,译. 北京：中国轻工业出版社,2020.

［29］ DAVID H B. 心理障碍临床手册［M］. 3 版. 刘兴华,黄峥,徐凯文,等译. 北京：中国轻工业出版社,2004.